緑内障を悪くしない7つの習慣

緑内障専門医
真鍋佑介

YouTubeチャンネル
登録者数15万人突破!

書店

はじめに

緑内障は多くの場合、自覚症状もなく、たまたま見つかることがほとんどで、人間ドックや結膜炎などまったく別の目的で眼科を受診した際に発覚することが多いです。緑内障を自ら心配して受診して、発覚するということはほとんどありません。

そのため、緑内障と診断を受けても、「白内障は知っているけれど、緑内障って何？」「見え方に何も困っていないのに何が問題なの？」と、多くの方がきょとんとした顔をされます。

緑内障は眼圧が高くなると角膜（黒目）が浮腫をきたし、光の反射具合によって「緑青色」に見えることから名づけられました。通常の緑内障は眼圧が正常範囲内であることが多いので、瞳孔が緑色に見えることはありませんが、昔の名称がそのまま使われています。

そして、緑内障は非常に多い病気で、40歳以上で20人に1人、60歳以上では10人に1人以上の患者さんがいます。国内では400万人以上の患者さんがいると推定されています。残念ながら日本の失明原因1位となっていますが、緑内障の失明率はかなり低く、適切な治療を受ければ、生涯視野と視力を保てる病気です。

自覚症状がほとんどない方でしたら、治療すれば生涯視野と視力を保てます。自覚がないうちに見つかった人は、早く見つかって運がよかったと思ってください。ただし、早期発見されても、自覚症状がないために、治療をやめてしまう方が多いのが問題となっています。

緑内障は治る病気ではありません。治療の目的は進行を遅らせて、生涯にわたり視機能を保つようにすることです。したがって、生涯、視野と視力を保てたなら治療は成功です。なかには診断されると、「緑内障＝失明する病気」と極端に考えてしまい、ひどく落ち込む方もいます。焦って今までの生活スタイルを変えようとする患者さんもいますが、そこまで考えなくても大丈夫です。

漠然とした不安をもたないように、まずは緑内障という病気のことを知りましょう。緑内障のことがよくわかると、失明することがほとんどない理由や、どういう方が見えなくなってしまうのかが理解できると思います。

仕事や生活を変える必要はありません。緑内障と長くうまく付き合っていくようにしてください。本書には生涯、見え方を保つことができるように、病気に対する理解を深めていただくための内容を盛り込みました。この本を通して、緑内障の患者さんや家族の方々が病気に関する理解を深め、治療を続けるうえでの疑問や不安の解消につながれば幸いです。

真鍋 佑介

緑内障とは何か？
なぜ眼圧が上昇するのか？

目の構造と眼圧が上がるしくみ

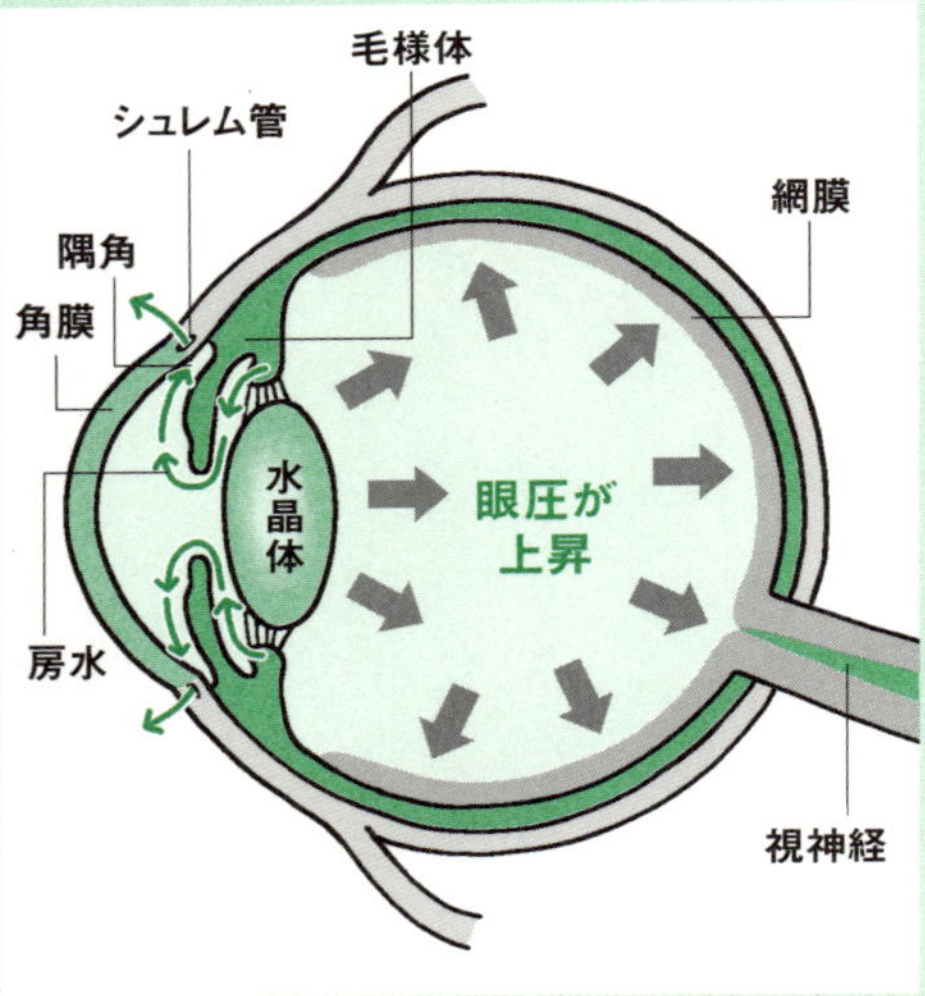

毛様体でつくられた房水は、隅角からシュレム管を通って排出される。房水の排出が悪くなると眼球内が圧迫され、眼圧が上昇する。

緑内障は**眼圧上昇などの影響で視神経がダメージを受け、徐々に視野が欠けていく病気**です。何らかの原因で房《ぼう》水《すい》の排出が悪くなると、眼圧が上昇します。眼圧が正常範囲でも視神経が障害されてしまうことはありますが、その場合でも**眼圧を下げることが治療の基本方針**となります。

緑内障の種類

❶ 開放隅角緑内障《かいほうぐうかく》

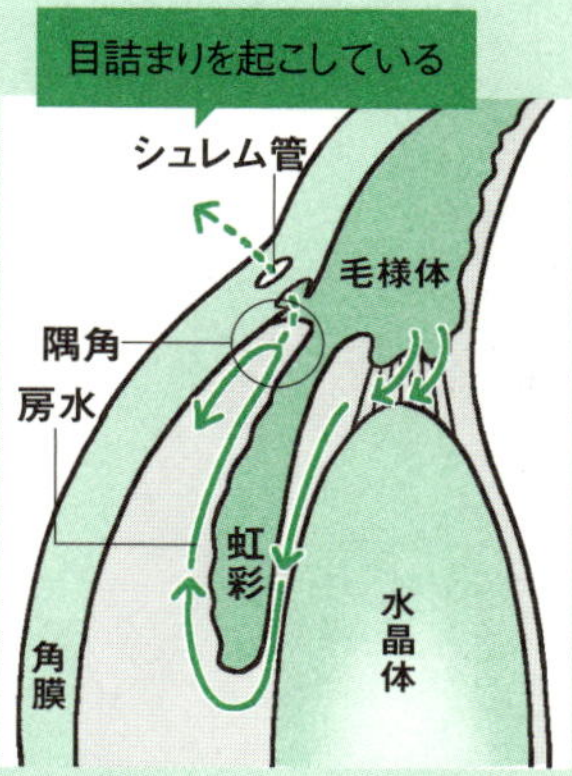

隅角は狭くないのに起きている緑内障。排出口が目詰まりを起こして眼圧が高いタイプと、眼圧が高くないタイプがある（**正常眼圧緑内障**）。

❷ 閉塞隅角《へいそくぐうかく》緑内障

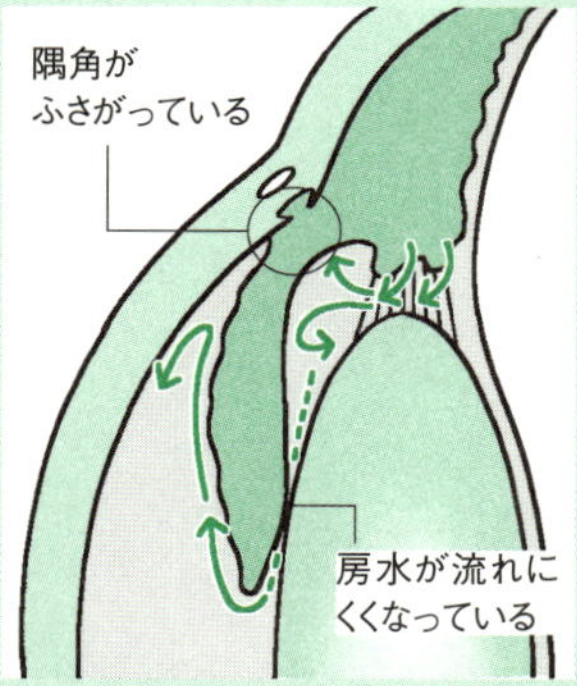

角膜と虹彩の間の隅角が狭く、房水の排出が妨げられるために眼圧が上昇して起こる緑内障。

❸ 血管新生《けっかんしんせい》緑内障

糖尿病や高血圧など、目の虚血が原因となって発症する難治性の緑内障（▼115ページ）。

❹ 落屑《らくせつ》緑内障

房水の中にできた**老廃物**が、隅角に詰まることで起こる緑内障（▼158ページ）。

❺ 外傷性《がいしょうせい》緑内障

外傷によって隅角の機能が失われ、房水の排出が悪くなるために起こる緑内障（▼156ページ）。

❻ 続発《ぞくはつ》緑内障

ぶどう膜炎など、緑内障以外の**ほかの目の病気や薬物**が原因となって発症する緑内障。

❼ ステロイド緑内障

ステロイド薬を継続して使用することで眼圧が上がり、発症する緑内障。

失明に至るまでの流れ

緑内障の多くは、長い経過をたどって進行します。「病気発見の遅れ」や「治療からの脱落」が失明につながります。このモデルケースで、その流れを見てみましょう。

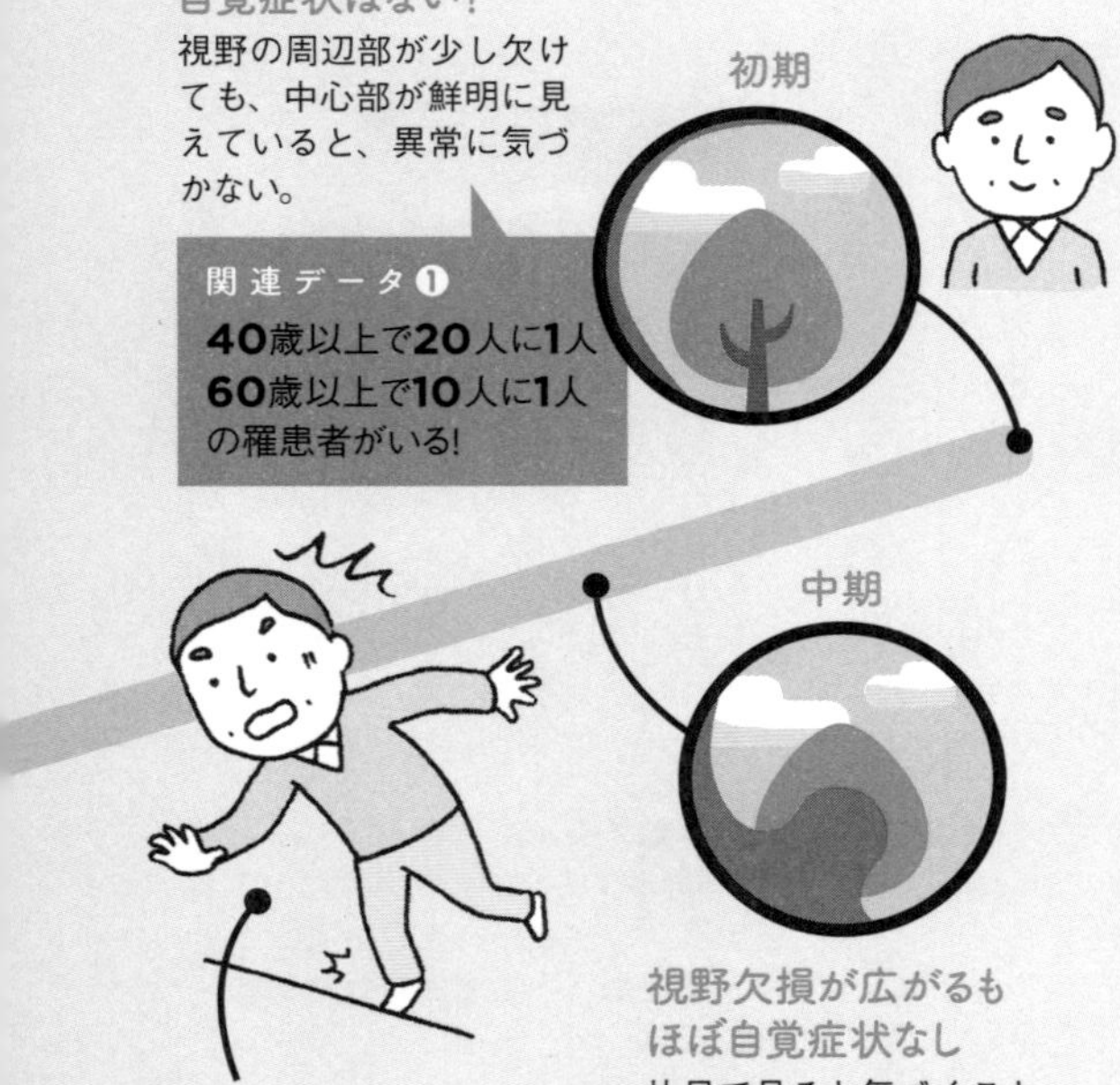

自覚症状はない!

視野の周辺部が少し欠けても、中心部が鮮明に見えていると、異常に気づかない。

関連データ❶

40歳以上で**20**人に**1**人
60歳以上で**10**人に**1**人
の罹患者がいる!

視野欠損が広がるもほぼ自覚症状なし

片目で見ると気づくこともあるが、両目で見ていると、視野が補正されるために気づかない（下図）。

転倒などが増え始める

視野の欠けが広がり、段差を見落として転倒するなど、日常生活に影響が出始める。

両目で補い合うため、末期にならないと自覚症状が現れない!

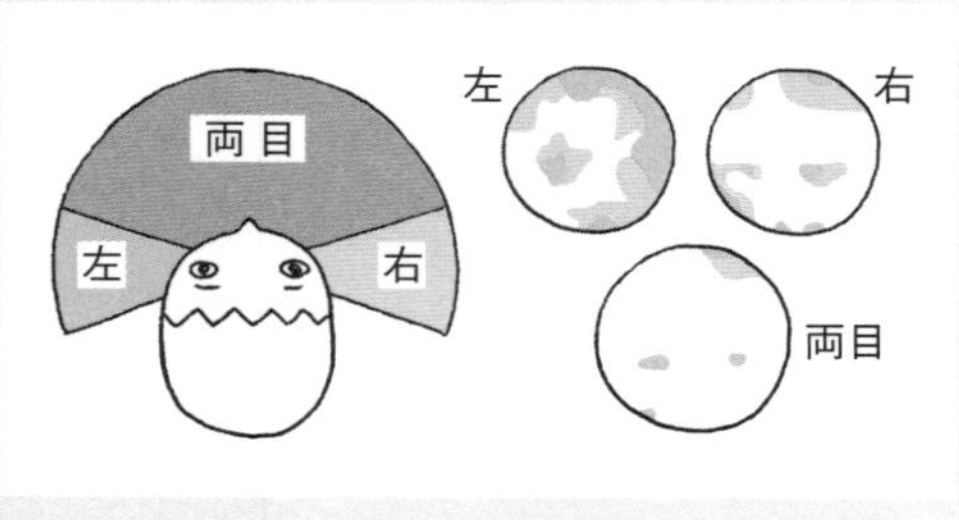

治療の流れ

問診や検査を行う

▼

目標眼圧を設定し、
目薬による治療を実施

▼

定期的に眼圧検査や視野検査を行い、
①同じ目薬治療を継続
②目薬の変更・追加
③レーザー治療や手術の実施
などを病状に応じて行う。

視野の欠けを自覚し始める →診断を受け、治療を開始

症状を自覚するのは末期であることが多い。症状があまり進行していない段階で受診し、治療を開始することが望ましい。

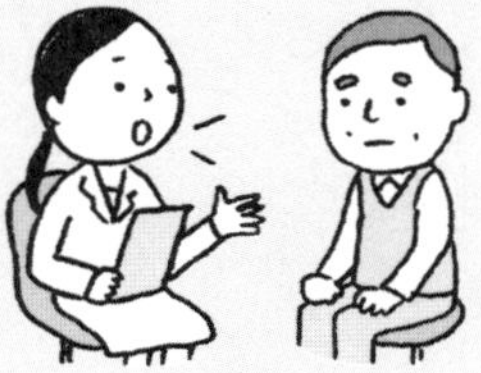

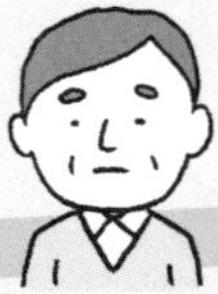

治療を継続すれば失明に至ることはまずない

緑内障は元通りに回復することはないが、きちんと治療を継続していればほぼ失明しない。

治療を継続

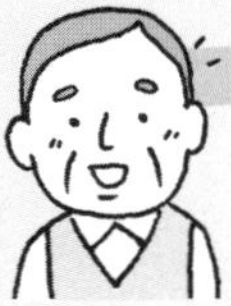

治療から脱落してしまう人は少なくない

３ヵ月後には約 30％の人が脱落し、２年以上治療を継続できている人は約 60％程度。

治療から脱落

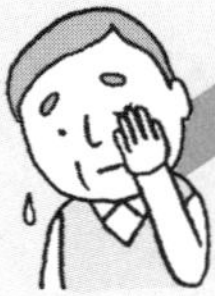

末期

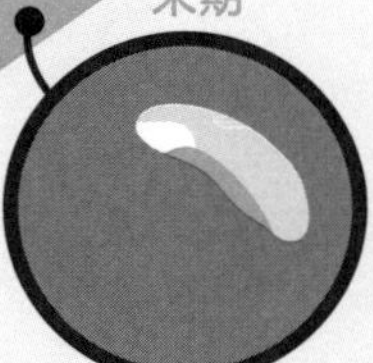

視野の欠けが中心部にまで広がる

治療から脱落すると、視野の欠けが中心部にまで広がり、視力も低下してしまう。

最悪の場合、失明に至ることも…!?

治療開始が非常に遅かった場合や、診断後に治療から脱落してしまった場合には、失明を回避できないこともある。

関連データ❷
中途失明の原因疾患の順位

中途失明者の約 **40％** は緑内障が原因。緑内障は**中途失明原因の第１位**！

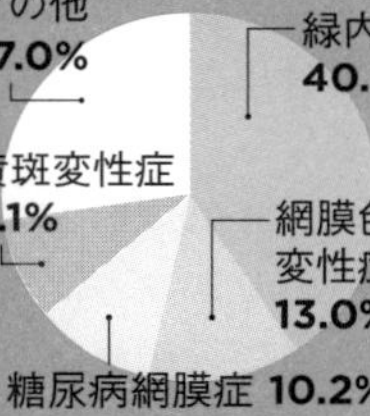

「2019 年度全国視覚障害者新規認定者調査：視覚障害認定基準の改定による影響」（的場亮ほか）をもとに作成。

緑内障では、実は転倒や事故がこわい！

緑内障は、中途失明原因の第1位というこわい病気です。しかし、失明には至らなくても、視野の欠けが進行してしまうと、さまざまな問題が起きます。よく起こるのが、転倒や交通事故です。その人の人生を大きく変えてしまうことになりかねません。

ケース1　段差に気づかず、つまずいて転倒！骨折して寝たきりになってしまった…！

視野の欠けた範囲が広がってくると、自分では見えているつもりでも、視野の中に見えない部分ができています。**そのため、足元がよく見えておらず、つまずいて転倒することがよく起きます。**階段を踏み外して、転落するようなことも起こります。骨折し、長期間寝込むことになると、高齢者なら寝たきりになってしまうことがあります。

また、寝たきりになることで、認知症のリスクも高まります。緑内障の人の転倒リスクは頻度としてかなり高く、注意が必要です。

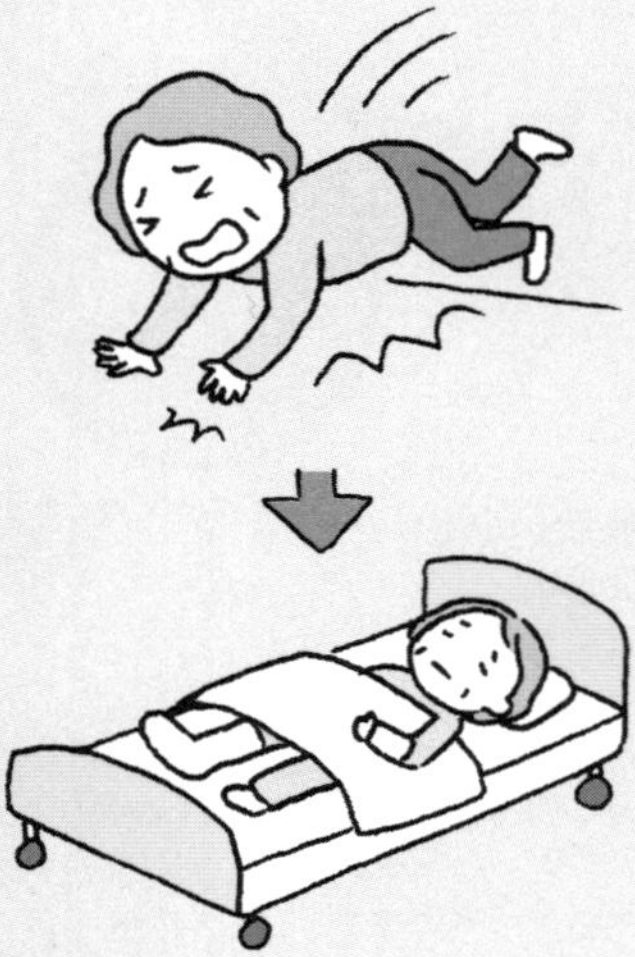

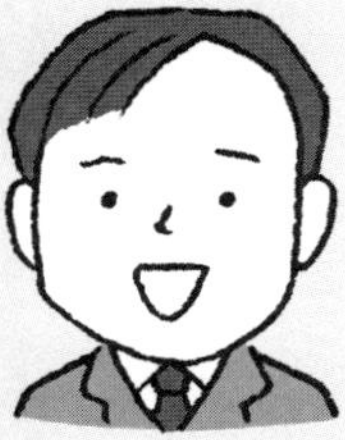

緑内障が進行すると、1人で外出するのが困難になってしまうこともあります。失明さえしなければ大丈夫、という病気ではないのです

ケース 2 信号機や歩行者を認識できず、人身事故を起こしてしまった…!

視野は両目で補い合っているので、本当は見えていない部分があるのに、そのことに気づかないことがあります。**本当は見えていない部分に信号機や標識があったり、歩行者や自転車がいたりして、それらに気づかず交通事故を起こしてしまったというケースが実際にあります。**

視力があまり落ちていなければ、たとえ視野の欠けがあっても運転免許証の更新は可能です。目の検査を受けて運転免許証を更新できた人でも、緑内障が進行していれば、交通事故を起こすリスクは高くなります。

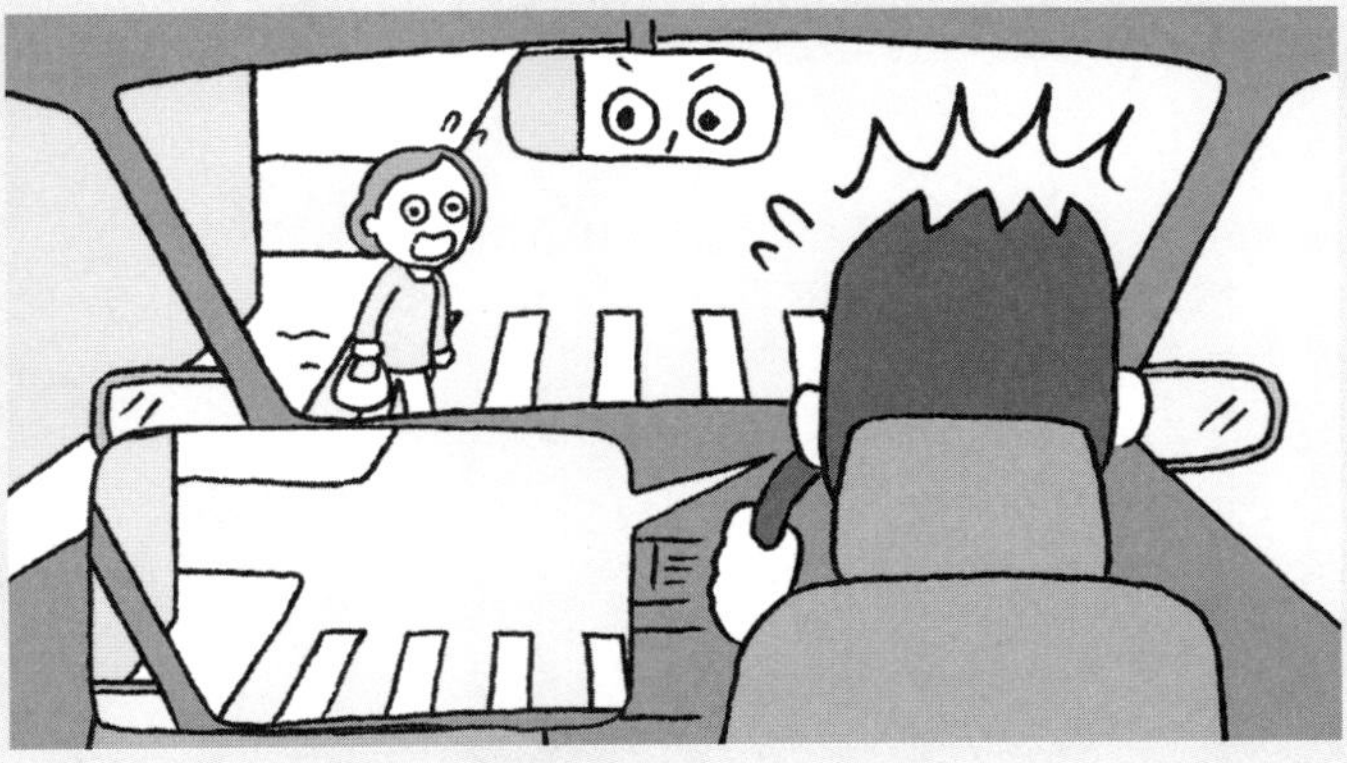

緑内障の診察と検査の流れ

緑内障を診断するために、多くの検査が行われます。視野障害が進行する前の段階で早期発見するために、症状のない状態で定期的な検査を受けるようにしましょう。

1 問診・視診

全身状態や持病、服用している薬、これまでに経験した全身の病気や目の病気、視野の欠けや目の痛みなどの自覚症状について質問する。目の充血の有無などを調べる。

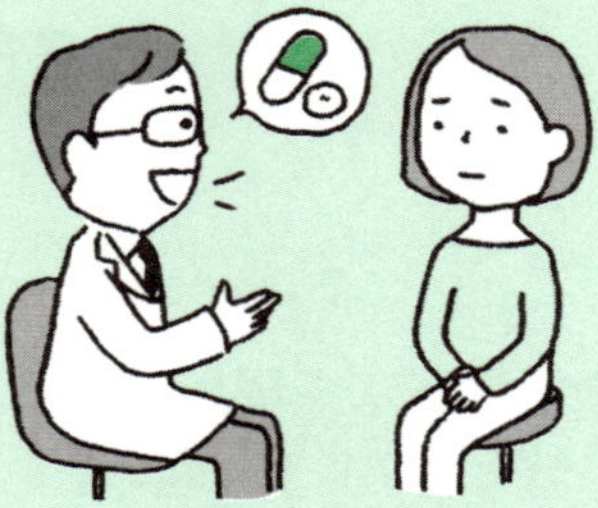

2 視力検査・屈折検査

近視や遠視の有無や程度を調べる検査。強度近視や遠視は、緑内障のリスク要因となる。

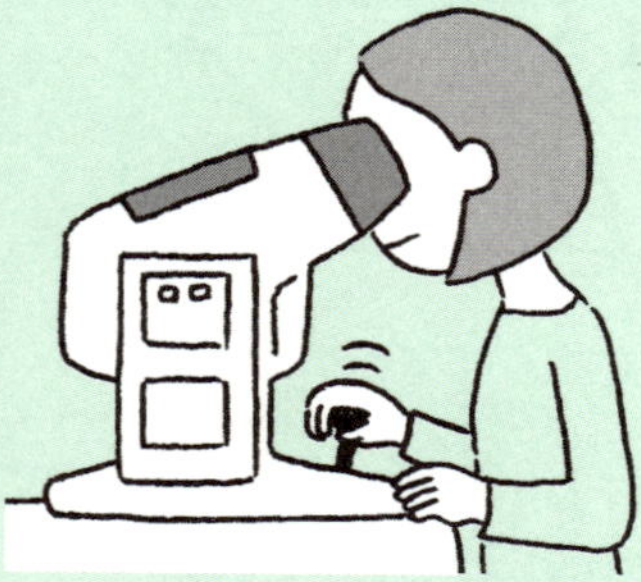

3 細隙灯顕《さいげきとうけん》微《び》鏡《きょう》検査

暗い室内で細い光の束をななめ方向から目に当て、細隙灯顕微鏡で眼球の中を観察する。角膜、前房、虹彩、水晶体などの状態を観察することができる。

4

眼圧検査

眼球に空気を吹きつけて測る非接触型の眼圧計と、器具が眼球に触れて圧迫する接触型の眼圧計（点眼麻酔が必要）がある。より正確なのは接触型眼圧計。

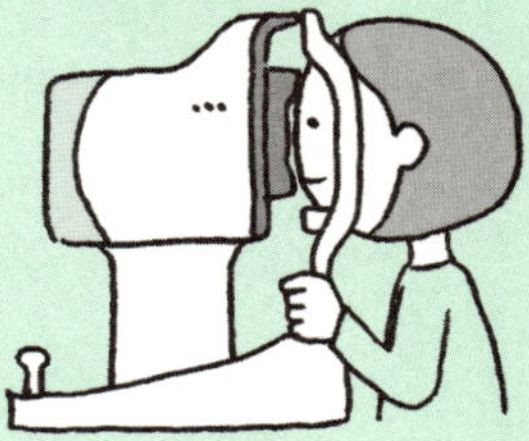

5

隅角検査

点眼麻酔をしてから、隅角鏡という特殊なコンタクトレンズを角膜に当て、隅角の開き具合を観察する。開放型か、閉塞型かを診断するのに必要となる検査。

6

眼底検査（眼底写真・画像解析）

瞳孔を開く点眼薬をさしてから、検眼鏡で眼底を観察したり、眼底写真を撮影して画像を解析したりする。視神経が集まっている視神経乳頭がくぼんでいるか、神経線維層が薄くなっていないかなどを観察する。

7

OCT検査（光干渉断層計検査）

網膜に近赤外線を照射し、反射してきた光を解析して、網膜の状態を断層画像として表す検査。網膜や視神経の状態が詳しくわかるため、緑内障の進行具合を把握できる。

8

視野検査

見える範囲や、視野の欠けがどこに起きているかを調べる検査。緑内障の診断だけでなく、経過観察にも欠かすことのできない検査。

9

角膜厚などの検査

角膜が厚いと眼圧検査の結果が実際よりも高く出て、角膜が薄いと実際よりも低く出る。角膜が薄いと高い眼圧が見逃されることがあるので、角膜厚を測っておく。

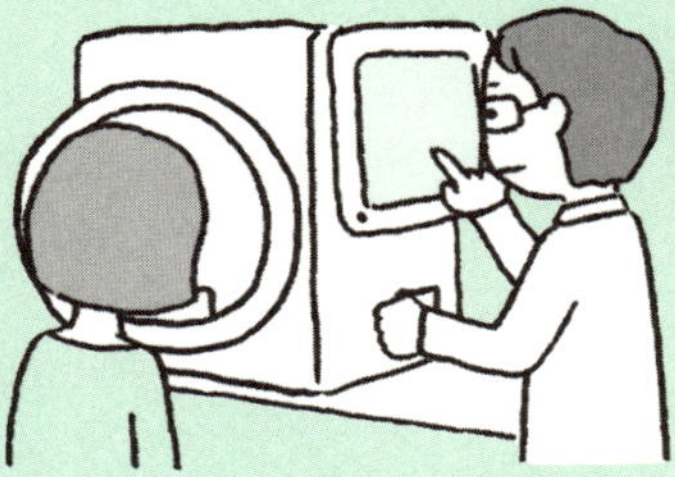

診断

※「緑内障診療ガイドライン（第5版）」（日本眼科学会）をもとに作成。

主な緑内障治療薬（目薬）の一覧

作用	成分	主な商品名	眼圧下降効果
①房水排出促進	プロスタグランジン製剤	キサラタン タプロス トラバタンズ エイベリス ルミガン	高
	ROCK阻害薬	グラナテック	中
	交感神経α1遮断薬	デタントール	低
②房水産生抑制	交感神経β遮断薬	チモプトール ミケラン	中
	炭酸脱水酵素阻害薬	エイゾプト トルソプト	中
①＋②（両方の作用があるもの）	交感神経α2刺激薬	アイファガン	中
	配合薬	ザラカム コソプト グラアルファ など	中〜高

原則として、単剤から治療を開始し、眼圧下降が不十分な場合、他の単剤または配合薬を処方する（「緑内障診療ガイドライン（第５版）」）。眼圧下降効果から、①のプロスタグランジン製剤が第一選択となる場合が多い。

［注意点］

- プロスタグランジン製剤：目のまわりのくぼみ、まつ毛の変化（太くなる、長くなる）、色素沈着などの副症状あり（エイベリスを除く）。
- グラナテック：充血。
- 交感神経β遮断薬：喘息《ぜんそく》、不整脈に注意。
- アイファガン：充血、アレルギー、まれに傾眠傾向あり。

主な緑内障手術等の一覧

手術の種類	作用	長所	短所	眼圧下降効果
レーザー治療（隅角光凝固術）	房水の排出路（線維柱帯）にレーザーを当てて、目詰まりを解消し、房水の流れをスムーズにする。	副作用が比較的少なく、短時間（10分程度）で施術可能。目薬にアレルギーがある場合、代わりの選択となることがある。	・眼圧上昇 ・炎症　など ※眼圧が低い症例には、効きにくい。	低〜中
線維柱帯切開術（流出路再建術）	房水の排出路のフィルターを一部切開し、房水の排出を促す。	濾過手術と比べると手術侵襲（手術による目への負担）が少なく、副作用も少ない。	・一過性眼圧上昇 ・感染 ・炎症 ・出血	中
MIGS（アイステントインジェクトW）	房水の排出路に医療用のインプラントを埋め込み、房水の排出を促す（白内障手術と同時）。	手術侵襲が少ない。眼内法と違い、出血リスクも低い。	・感染 ・炎症 ・出血（まれ）	中
線維柱帯切除術（濾過手術）	人工的に房水の排出路をつくる。	眼圧下降がもっとも期待できる。	・視力低下 ・感染 ・低眼圧	高
チューブシャント手術（バルベルト、アーメド）	眼内に挿入したチューブを通し、眼外に水を流出させ、眼圧を下げる。	複数回の濾過手術によっても眼圧下降が得られない、難治性の緑内障に有効。	・視力低下 ・感染 ・術後のインプラントの露出	高
低侵襲濾過手術（プリザーフロ）	2022年に承認された新しい濾過手術。ステントを眼内に埋め込み、房水の排出を促す。	目の組織の切開が濾過手術と違い、最低限でよく、侵襲が少ない。	・低眼圧 ・感染 ・新しい治療法のため、長期の成績がない。	高

自分でできる！緑内障の進行を止める7つの習慣

緑内障の進行には目の血流障害も大きく関わっています（▼40ページ）。そこで、眼圧を下げるために、また目の血流障害を改善するために、日常生活の中でできることとして、これらの習慣をとり入れましょう。

習慣1 食事を見直す ▶P.43から

野菜に含まれるルテインやゼアキサンチンには抗酸化作用が、**魚に含まれるオメガ3脂肪酸**には目の血流改善作用があり、いずれも視神経を守るはたらきがある。ほかには**緑茶のフラボノイド**にもすぐれた抗酸化作用と血流改善作用がある。毎日の食生活に、積極的にとり入れよう。

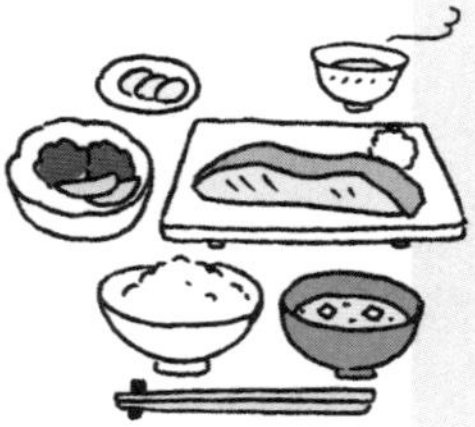

習慣2 有酸素運動をする ▶P.79から

有酸素運動を行うと、眼圧が下がるのに加え、血流も改善する。毎日の生活に**ウォーキング、ジョギング、水泳、自転車などの有酸素運動**をとり入れるとよい。

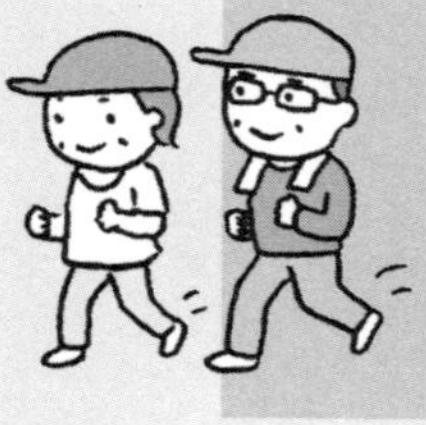

習慣3 眠りの質を高める

▶P.91から

睡眠時無呼吸症候群の人は、緑内障のリスクが10倍高いといわれている。これは無呼吸から低酸素状態になることで、視神経がダメージを受けやすくなるため。また、**緑内障の有病率は、睡眠が5時間以下でも、10時間以上でも高くなり、7時間前後がもっとも低くなる。**

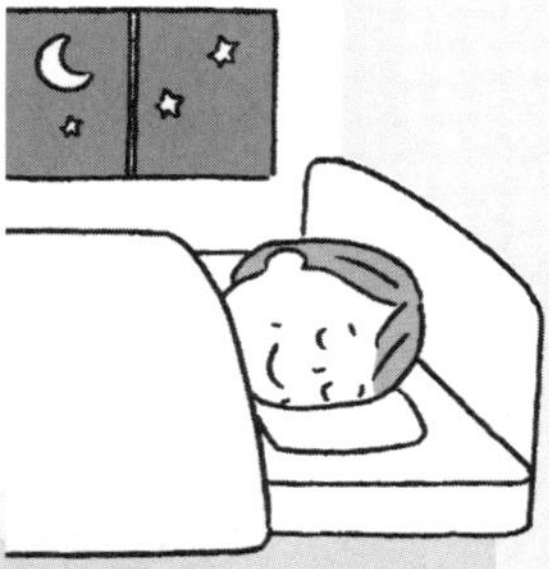

習慣4 ストレスを下げる

▶P.103から

ストレスホルモンが分泌されると血管が収縮するが、視神経の周囲の血管は細いので、血流障害を起こしやすい。**マインドフルネス瞑想法**を行うことで、実際に眼圧が下がったという研究結果も報告されている。自分なりのストレス解消法があるとよい。

習慣5 生活習慣病を改善する

▶P.113から

糖尿病や高血圧、脂質異常症などの生活習慣病があると、緑内障は進行しやすい。生活習慣病を放置せず、**血糖や血圧、血中脂質などをきちんとコントロールすることが大切**。そのほかに肥満や喫煙も緑内障の進行に関係する場合があり、改善を図りたい。

習慣6 目薬を適切に使う

▶P.133から

目薬のさし方が悪いために、治療効果が現れていない人は意外と多い。**点眼するのは1回につき1滴で十分で、目をパチパチせず、しばらく目を閉じているとよい**。目にきちんと入っていない場合は、家族にさしてもらうだけで薬が効き始めることもある。

習慣7 目へのアクシデントを避ける

▶P.155から

スポーツ中にボールが目に当たるなど、目の怪我により外傷性の緑内障を起こすことがある。**紫外線**も、目にさまざまな悪影響を及ぼす。

あなたにはどう見える？
緑内障のセルフチェックシート

緑内障の初期では自覚症状はありません。そんな段階で気づくのに役立つセルフチェックシートを３つ紹介します。試してみて、「見え方がおかしい」と感じたら眼科を受診してください。ただし、あくまで簡易的なものなので、これで異常が見つからなければ安心というわけではありません。

実施にあたっては、Ａ４サイズくらいに印刷して行うとよいでしょう。画像データはパソコンで、以下のＵＲＬからダウンロードできます（※）。

（https://www.ikedashoten.co.jp/space/ryokunaisho/sheet.zip）

①クロックチャート

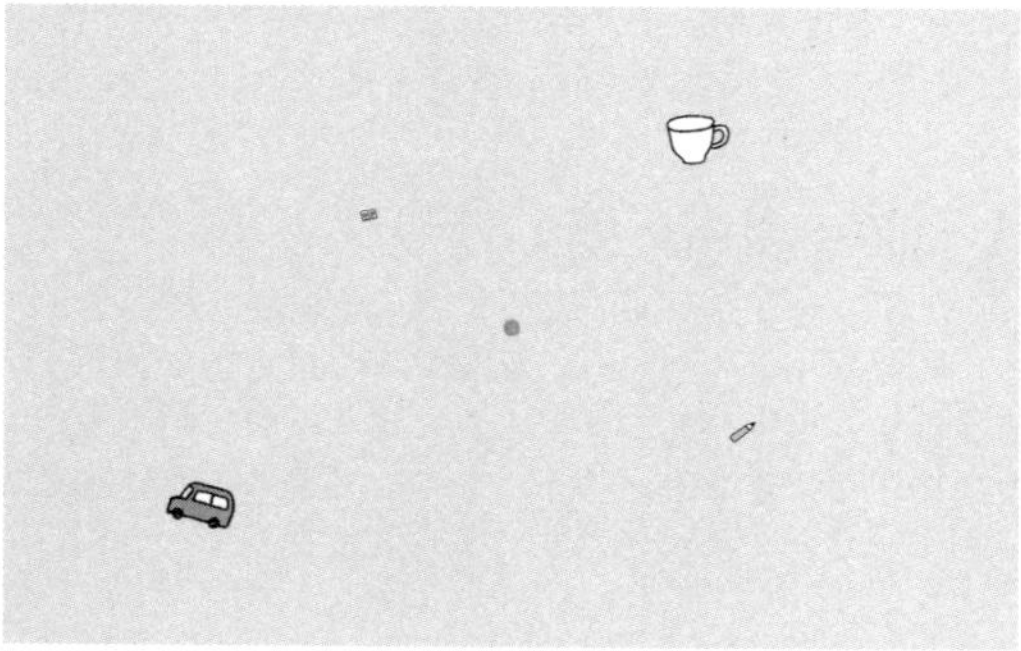

＊Matsumoto,C.etal.:JpnJOphthalmol59(3):187,2015を参考に作成。
ダウンロード版のクロックチャートの画像は紙面のものと異なり、４色で作成しております

やり方

片目で中心点を凝視したまま、シートをゆっくりと回転させていきます。どこかで絵が消えた場合には、視野の欠けが起きている可能性があります。

※ダウンロード後、解凍してご使用ください。
（ご使用のパソコン環境によっては、ダウンロード、解凍ができない場合があります。当社では責任を負いかねますので、ご了承ください。また、パソコンの操作方法に関してのご質問には対応しかねます。ご了承ください。）

②砂目シート

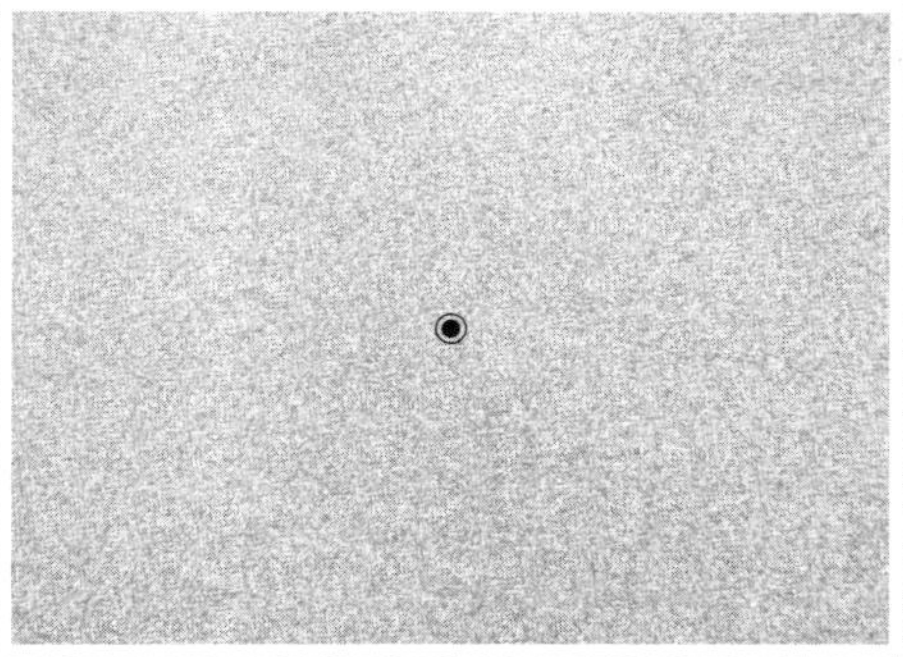

やり方

片目で中心点を凝視したとき、周囲の砂目が均一ではなく、部分的に黒っぽく見えたら、視野の欠けが起きている可能性があります。

③アムスラーチャート

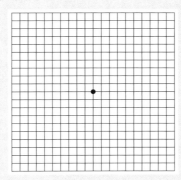

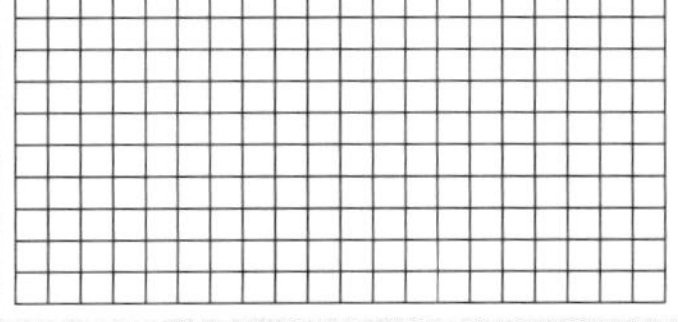

やり方

片目で中心点を凝視したとき、格子模様の濃さに違いが現れたら、視野の欠けが起きている可能性があります。格子模様がゆがんで見える場合には、黄斑変性症の可能性があります。

第2章 習慣❷ 有酸素運動を習慣づける
血液循環を改善させ、目を守る

第6章 習慣❻ 目薬を適切に使う
効果を十分に引き出す使い方

第7章 習慣⑦ 目へのアクシデントを避ける
正しい目の守り方

第8章 もっと詳しく知る緑内障
しくみから診断、治療、手術まで

序 章

誤解だらけ!?の緑内障

自覚症状がなく、正常眼圧でも進行する

緑内障はめずらしい病気ではなく、加齢にともなってかかりやすくなる

40歳以上で20人に1人、60歳以上では10人に1人の患者さんがいます。

緑内障は、決してめずらしい病気ではありません。緑内障は多くの人がかかる病気です。日本人の場合、40歳以上で約5％、60歳以上になると約10％もいることがわかっています。40歳以上では20人に1人、60歳以上では10人に1人の割合ですから、多くの人にとって緑内障は身近な病気であるといえます。

緑内障のリスク因子の1つは、**加齢**です。そのため、40代から患者さんが増え始め、高齢になるほど多くなります。初期にははっきりとした自覚症状がないため、発病していても気づかない人が多いのが特徴です。**40歳以上の人は早期発見のために、眼科で目の定期検診を受けるようにしてください。**

緑内障の発症や進行には、眼圧が影響しています。眼圧とは、眼球内部の圧力のことで

す。眼圧は、加齢にともなって高くなる傾向があります。

緑内障は神経の変性疾患で、眼圧によって視神経《ししんけい》が障害されて発症します。視神経が障害されることで、視野（見える範囲）が狭くなり、しだいに視野が欠けていきます。視野の欠けを放置していると、見えない部分がどんどん広がっていき、最終的に失明してしまうこともあります。**生まれつきの失明ではなく、人生のどこかの時点で失明することを中途失明といいますが、緑内障は中途失明に至る原因の第1位になっています。**自分で気づいたときには進行していることが多く、目のサイレントキラーとも呼ばれています。

緑内障は神経変性疾患ですが、認知症を引き起こすアルツハイマー病も、手足のふるえや転倒しやすくなるなどの症状が出るパーキンソン病も、神経変性疾患に分類されています。いずれも加齢によって増える病気であり、神経変性疾患は一般に高齢になるほど増える傾向にあります。緑内障の患者さんの男女比に大きな違いはありませんが、女性のほうがやや多くなっています。

眼圧で視神経がダメージを受け、視野が欠けていく

視神経がダメージを受け、周辺部の視野から見えない部分ができ始めます。

眼球の奥にあって、スクリーンの役割をはたしている膜を網膜《もうまく》といいます。網膜はカメラでいうフィルムに相当します。その厚さは、わずか0・1〜0・4㎜ほどしかありません。光の刺激を受け止めるのは、網膜の奥にある**視細胞**《しさいぼう》です。視細胞は光の刺激を電気信号に変換し、その電気信号を**双極細胞**《そうきょくさいぼう》を介して、**網膜神経節細胞**《もうまくしんけいせつさいぼう》に伝えます。

網膜の表面近くにある網膜神経節細胞は、視神経線維とよばれる電線のような長い突起を持っています。1つひとつの網膜神経節細胞から出た多くの視神経線維は、網膜の表面を通って視神経乳頭《ししんけいにゅうとう》とよばれる部位に集まります。そこで100万本ほどの視神経線維が束ねられて視神経となり、眼球から脳へと信号を伝えているのです（▼55ページ）。

緑内障で障害を受けるのは、眼圧の影響を受けやすい網膜表面の視神経線維と網膜神経節細胞です。ある部位の視神経線維がダメージを受けると、その部位の刺激が脳

OCT解析画像と視野検査のグレースケール

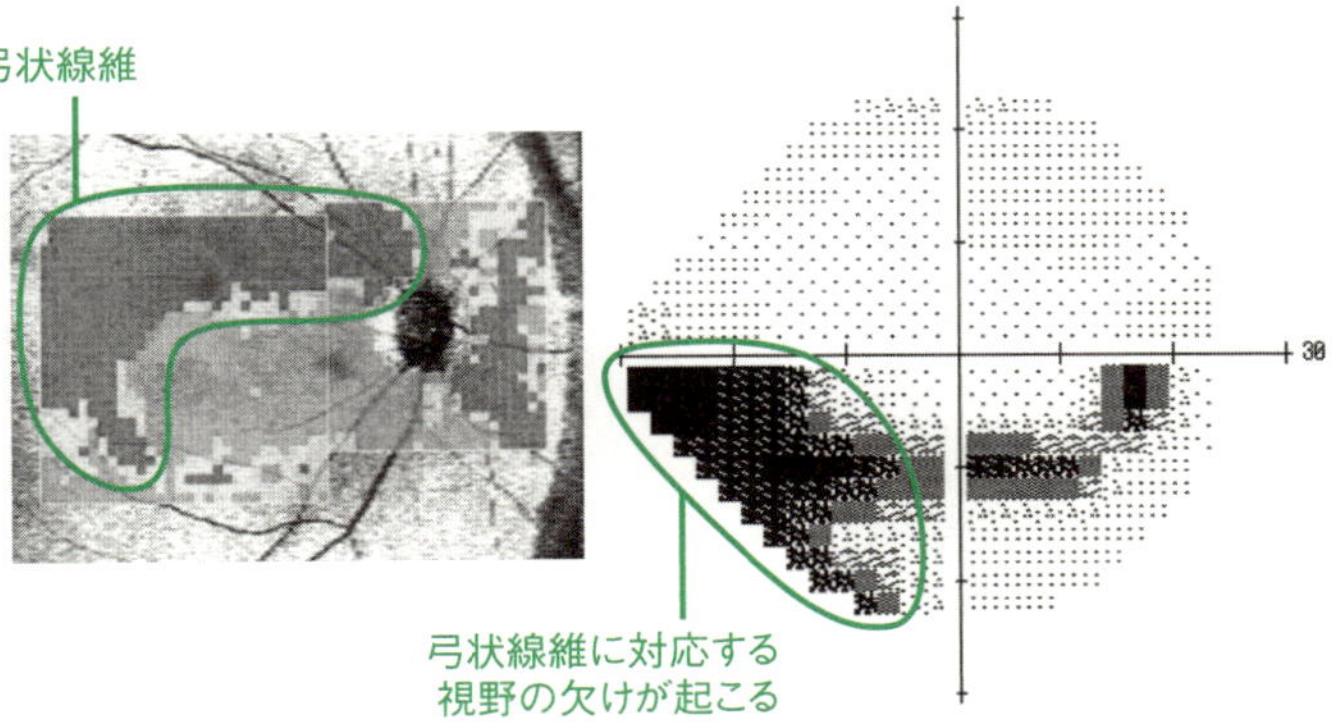

に伝わらなくなるため、部分的に視野が欠けます。

　この中で視力低下に直接つながるのが、視力に非常に大切な黄斑部《おうはんぶ》を含んだ乳頭黄斑線《にゅうとうおうはんせん》維《い》の障害です。**しかし、緑内障の多くは弓《きゅう》状線《じょうせん》維《い》から障害が始まります（▼上図）。弓状線維の障害は、視野のまわりに影響します。周辺の視野が欠けても、視力への影響はありません。そのため、多くの人は緑内障の視野の欠けている部分（視野欠損）に気づきません。**

　しかし、視野が欠ける部分が中心部に向かって広がっていき、黄斑部にまで達すると、急激に視力が低下します。そうなる前に異常に気づき、治療を開始することが大切です。

眼圧が正常値内なら、問題ないというわけではない

日本人の緑内障の約7割は「正常眼圧緑内障」というデータがあります。

眼圧の正常値は、10〜21㎜Hgとされています。㎜Hgは血圧でも使われますが、圧力を表す単位です。同じ単位で表しますが、血圧と眼圧に直接的な関係はありません。

正常値が決まっているため、眼圧検査の結果が10〜21㎜Hgの範囲なら、検査結果は「正常」となります。ところが、眼圧が正常なら緑内障にならないかというと、決してそうではありません。実は日本人の緑内障の約7割は、眼圧が正常範囲にある人に起きています。このような緑内障を**正常眼圧緑内障**といいます。

眼圧が正常範囲にあるのに、どうして緑内障が起きてしまうのでしょうか。

眼圧の正常値が10〜21㎜Hgと決められたのは、眼圧がその範囲にある人のほとんどは緑内障ではなく、眼圧が21㎜Hgを超えると緑内障の有病率が高くなるという海外のデータがあったからです。**ところが、日本人の目は、このグローバルなデータに当てはまり**

ませんでした。眼圧が正常範囲にあるにもかかわらず、その眼圧の影響を受けて緑内障になってしまう人がかなりいたのです。正常眼圧緑内障は白人種で30～50％、アジア人種では50～90％とされ、**とくに日本で高いことが知られています。**

目に関する定期検診の中で、法律で定められているのは視力検査だけです。視力検査でとくに指摘がない人や、「見ること」で困ったことのない人は眼科を受診するタイミングがなかなかありません。これが、緑内障を含めた眼病の発見の遅れにつながります。視力検査の結果がよければ目の病気がないわけではありませんし、眼圧が正常値なら緑内障でないともいえません。

緑内障の場合、末期になるまで視力は落ちませんし、日本人の多くの緑内障は正常眼圧緑内障だからです。**一般的に多くの目の病気は、初期から中期までは自覚に乏しいものです。手遅れになる前に、40歳を過ぎたら精密検査（眼底検査、OCT検査）を受けるようにしてください。**

緑内障は眼圧などの影響で視神経が障害される病気ですから、正常眼圧緑内障であっても眼圧が関係します。**正常眼圧緑内障も、眼圧を下げることが病気の進行をゆるやかにさせると証明されています。**

初期・中期は自覚症状がなく、自分では気づけない！

眼圧が高くても、視野の欠け（欠損）が始まっていても、自覚症状はありません。

緑内障は、視野が失われていく病気です。ただし、視野の一部が失われていても、本人がそれに気づかないことがよくあります。そのため、病気の発見が遅れてしまうことが少なくありません。

緑内障の進行は、視野の一部がぼやけて見える「初期」、ぼやけた部分がしだいに広がっていく「中期」、そして視野全体がぼんやりして見える「末期」に分けられます。初期では視野が欠けていることに気づく人はほぼいませんし、中期になっても多くの人が気づきません。そして、末期まで進んで視野全体がぼやけるようになって、初めて「よく見えないこと」に気づきます。

視野が失われることに気づきにくい理由の1つは、**周辺からぼやけて見えるように**

初期〜中期の人が視野欠損に気づきにくいワケ!

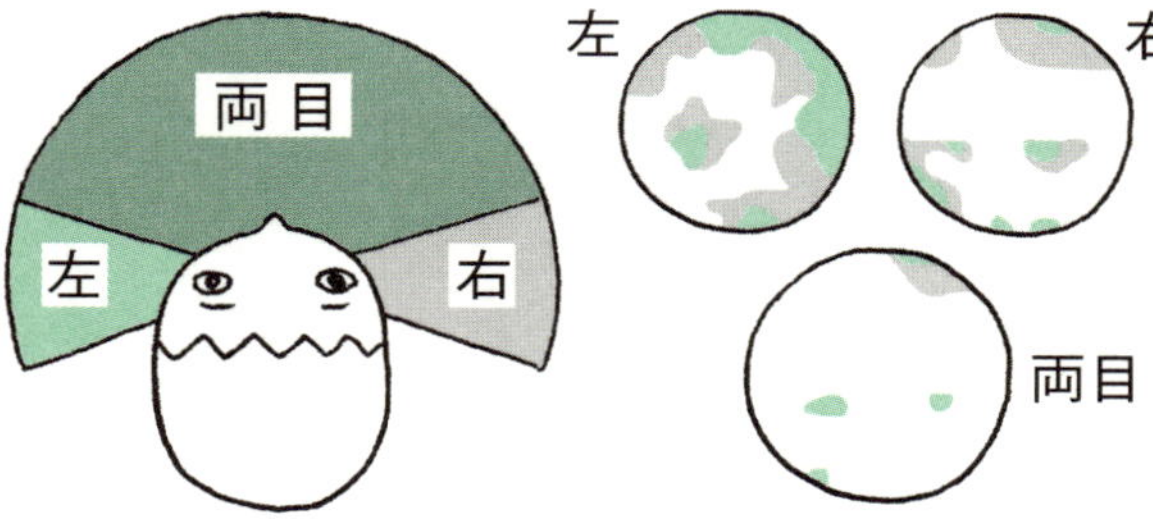

それぞれの目の視野欠損がかなり進んでも、両目で見るときにはお互いに補い合うため、問題なく見えてしまう(両眼加算)。

なっても、視野の中心部はしっかりと見えているためです。中心部が見えていると、日常生活で困ることはあまりありません。

もう1つの理由は、両目でものを見ているためです。緑内障は両目が同じように悪くなることは、あまりありません。片方の目の視野が欠け始めても、もう一方の目で補ってしまいます。両目とも視野の一部が失われていても、両目で見ていると、お互いの目の見えない部分を補い合うので、見えない部分はとても少なくなります(▼上図)。

こうしたはたらきがあるため、片方の目の視野の欠けがかなり進んでも、なかなかそれに気づけません。そのため、緑内障の早期発見には、眼底検査を受けることが大切です。

欠けた視野は回復しないので、治療の目的は進行を止めること！

できるだけ早く治療を始め、治療を継続することが大切です。

緑内障で視野が欠けてくるのは、網膜の表面近くにある網膜神経節細胞と、その細胞から出ている視神経線維が眼圧などの影響でダメージを受けるためです。それらの部分の刺激が脳に伝わらなくなるため、視野の欠けが起こります。

では、治療を受けて眼圧を下げると、網膜神経節細胞や視神経線維が回復し、視野が元にもどるのでしょうか。残念ながら、そうではありません。いったんダメージを受けてしまった網膜神経節細胞や視神経線維はもう回復せず、欠けてしまった視野が回復することはありません。

そこで、緑内障の治療は、元の状態にもどすことではなく、残っている網膜神経節細胞や視神経線維を守ることが中心になります。視野の欠けの進行をできるだけ食い止めることが、緑内障の治療では重要です。

元にもどすことができないのですから、緑内障はできるだけ早く発見し、できるだけ早い段階で、眼圧を下げる治療を開始することが大切です。**視野の欠けがあったとしても、それが自分で気づかない程度であれば、日常生活に支障をきたすことはほとんどありません。そういった段階で治療を開始できれば、その状態をできるだけ長くキープすることを治療の目標とすることができます。**

緑内障に気づくのが遅れると、治療を開始する時点で、視野の欠けがかなり進んでいることになります。欠けた視野は回復しないので、できるだけ早い段階で緑内障を見つけて治療を始めるのが非常に重要です。

治療開始の遅れとともに問題となっているのが、治療の中断です。せっかく早い段階で治療を開始しても、治療を継続できず、中断してしまう人がたくさんいます。視野が欠けていても自覚症状がない人は、治療を継続するモチベーションを保てず、脱落してしまうようです。実際、緑内障の治療を2年以上継続できている人はわずか60%しかいません。治療を中断すると、緑内障はどんどん悪化します。そして、視野の欠けがだいぶ進んでから、再び眼科を受診し、検査結果を見て落胆する患者さんが少なくありません。

緑内障の進行を遅らせることで、見える目をいつまでも守る

進行速度の指標である「MDスロープ」の傾斜をゆるやかにします。

緑内障がどの程度進行しているかを調べるために、視野検査が行われます。視野検査では、視野のどこがどの程度障害されているかと、視野全体の感度がわかります。**視野全体の感度を示すものをMD値といいます。**MD値の変化によって、進行の早さを知ることができます。

MD値の正常値は0dBで、緑内障が進行するほど数値は小さくなっていきます。0〜-6dBが緑内障の「初期」、-6dB〜-12dBが「中期」、-12dB〜-30dBが「末期」です。-30dBまで進むと中心視力がほぼ失われた状態（失明に近い状態）になります。

緑内障は、どのような速さで進行するのでしょうか。**比較的ゆっくり進行する正常眼圧緑内障の場合、治療していないと、早いと1年で-1dB程度進行することもありま**

治療／無治療の場合でのMDスロープの変化（例）

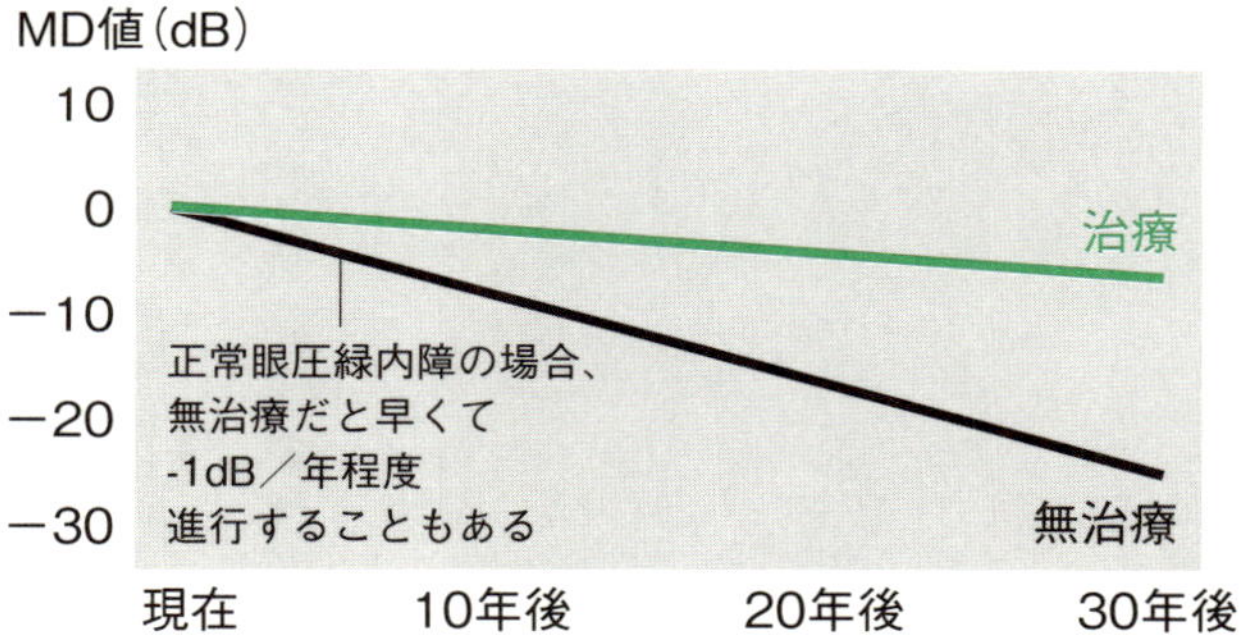

MDスロープの傾斜をいかにゆるやかにしていくかが、緑内障治療の指標となる。

す。治療しないまま10年経過すると、-10dB。仮に40歳から緑内障が始まったとすると、50歳では中期になり、60歳～70歳では末期に突入します。

治療をすると、進行速度はゆるやかになります。グラフにすると、無治療の場合と、治療を受けた場合の違いが明らかになります。緑内障の進行を表すこのグラフの傾斜を**MDスロープ**と呼んでいます（▼上図）。

視野の感度は、たとえ緑内障がない正常の人でも、加齢に伴って-0.2dB／年程度で悪くなります。**正常眼圧緑内障の治療目標の1つは、このMDスロープを-0.5dB／年以内にすることです。**

緑内障は失明だけがこわい病気ではない

失明していなくても、進行すれば生活の質は大きく下がります。

緑内障は進行すると、最悪の場合、失明するおそれのある目の疾患です。末期になると中心部分と耳側の視野だけがかろうじて見える状態になり、さらに進行すると中心部分の視野まで失われます。中心部分とは、視力の要となる黄斑部を指します。黄斑部の機能が失われると、極端に視力が下がります。そこまで進行すると生活に大きく影響し、たとえ失明までいかなくても、日常生活でさまざまな困ったことが起きるようになります。

まず、転倒しやすくなります。路面の段差や小さなでっぱりを見落としたり、階段の足元がよく見えなかったりすることが原因です。とくに高齢になるとバランス能力が落ちているので、ちょっとしたつまずきでも、体勢を立て直せずに転倒してしまいます。

高齢者の場合、骨が弱くなっているため、転倒によって骨折しやすく、さらに骨

折して長い期間動けずにいると、そのまま車いす生活や寝たきり生活になってしまうこともあります。そうした生活は、認知症やフレイルにもつながっていきます。フレイルとは、高齢になって筋力や心身の活力が衰えた状態のことです。

交通事故の危険も増します。**車を運転中、緑内障による視野の欠けから信号や歩行者などを見落とすことで、交通事故を起こすこともあり得ますし、歩行者として事故に巻き込まれるリスクも高まります。**

視覚、聴覚、嗅覚、味覚、触覚の五感のうち、人間にとって最重要な感覚は視覚です。人間が受けとる五感の全情報のうち、視覚は70～80％程度を占めているといわれています。そのため、視覚が失われると、日常生活を送るうえでさまざまな問題が起きます。

緑内障が進行して視野の中心近くが障害されるようになると、ぼんやりとは見えていても、文字を読むのは難しくなります。本や新聞が読めなくなりますし、スマートフォンやパソコンの画面もはっきりとは見えなくなります。**そのため、社会的な活動の意欲が下がり、引きこもりやうつ病などにつながるケースもあります。**目の症状で引き起こされるフレイルなので、**アイフレイル**とよばれています。

治療を継続していれば、失明に至ることはほとんどない

日本人の中途失明原因の第1位ですが、治療を続けていれば大丈夫です。

緑内障は、日本人の中途失明原因の第1位です。それは事実なのですが、緑内障の人が、すべて同じように失明の危機にあるというわけではありません。それどころか早い段階で病気に気づき、治療を継続してさえいれば、失明することはほぼない病気です。失明を気にしてほしいのは、緑内障に気づくのが遅かった人たちと、治療を中断してしまっている人たちです。

視野が欠けるという症状は自分では気づきにくいので、定期的に眼科で検査を受けていないと、発見された段階ですでに末期だったというケースもあります。一般的に緑内障は治療しても、早期ならほとんど進まないこともありますが、末期ほど進行を遅らせることが困難になります。失明の危険性が高まるため、より低めに眼圧をコントロ

ールする必要が出てくるからです。そのため、手術を含めたきびしい治療が必要となります。初期の段階で緑内障と診断されて治療を開始したのに、中断してしまう人がいます。多くの患者さんが目薬による治療を始めますが、3ヵ月後には30％の人が脱落し、2年以上続けている人は60％程度と国内の報告から明らかになっており、問題視されています。

治療をやめてしまう理由はさまざま。通院が大変だという人もいれば、目薬の副作用が気になるという人もいます。**もともと自覚症状がないため、治療でよくなったという実感がないのも、治療のモチベーションを維持できない理由となっています。**

しかし、治療を中断すれば、確実に視野の欠けは広がっていきます。そして、治療中断から何年も経ち、視野の欠けが視力にも影響するようになってから、再び受診してくる患者さんが少なくないのです。

緑内障が中途失明原因の第1位になったのには、日本が長寿社会になったことも関係しています。緑内障は加齢にともなって増える病気です。平均寿命が今より短かった時代なら、失明する前に亡くなる人がもっと多かったので緑内障が問題になりませんでした。寿命が延びたことで、失明する人が増えたといえるのかもしれません。

緑内障を悪化させないための生活習慣を身につける

治療を継続しながら、生活習慣を改善していきましょう。

緑内障の治療は、眼圧を下げる**眼圧降下治療**が基本です。治療できちんと眼圧をコントロールしたうえで、生活習慣の改善にも取り組んでいきましょう。なぜなら、緑内障の進行には、眼圧以外の要因も関係していると考えられているからです。眼圧を下げても緑内障の進行が止まらない患者さんがいますし、元からだいぶ眼圧が低いのに進行する人もいます。「正常の眼圧でもその人にとっては負担となる眼圧なので、さらに眼圧を下げなければならない」と考えられていますが、日本人に多い正常眼圧緑内障の病態はいまだ十分に解明されておらず、ほかの影響も研究されています。

眼圧以外の要因として考えられているのが、**血液循環の障害**です。視神経の血管は非常に細く、また視神経が眼球へ入り込むところ（篩状板《しじょうばん》）で、**急に血管の構造が変化し、構造的にも血液が流れにくくなるためともいわれています**。とくに強度近視の人は眼

緑内障で起こりやすい視神経乳頭の出血

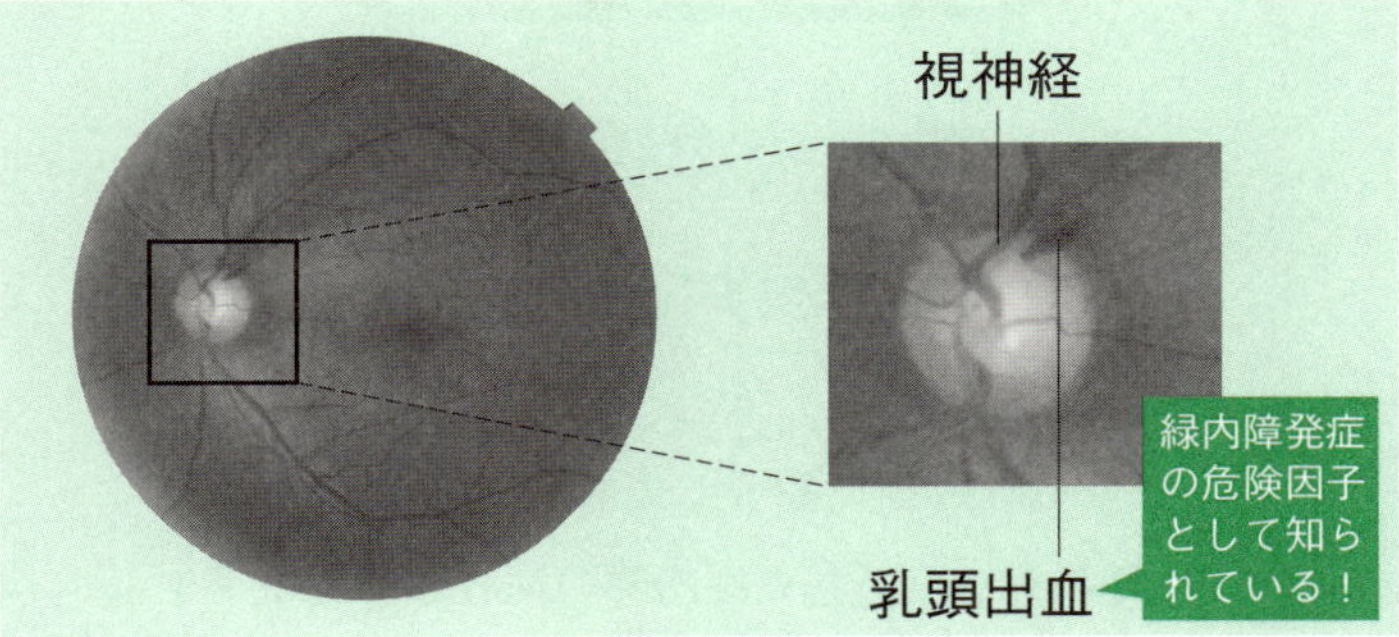

視神経乳頭の出血が起きた様子。出血が起こると、4倍も進行しやすくなる。

球の奥行が深い（眼軸長《がんじくちょう》が長い）ため、視神経や血管が圧迫されやすい傾向にあります（▼167ページ）。そのため、強度近視の人に緑内障が発症しやすいといわれています。

また、緑内障では視神経乳頭に小さな出血が起こることがあり、これも血流障害が原因として疑われています（▼上図）。健康な目ではまれにしか起きませんが、緑内障（とくに正常眼圧緑内障）の患者さんにはよく起こります。**出血があると、緑内障が4倍も進行しやすくなることがわかっています。**

血液循環は生活習慣と密接な関係があり、食事や運動のほか、ストレスなどの影響も受けます。第1章から第7章では、そうした生活習慣へのアプローチ方法を紹介していきます。

Column 1

緑内障の検査は繰り返し受けても心配ない

10～11ページで紹介した検査は診察のたびに行われますが、どれも緑内障の進行をチェックするために必要なものです。

患者さんによっては、とくにOCT検査は光を当てるため、害があるのではないかと心配する人がいます。断層画像が得られるので、CT検査のように放射線を当てていると思っている人もいます。OCT検査という名称から、CT検査の一種と思っている人もいるかもしれません。

でも、安心してください。OCT検査は赤外線を当て、反射を利用して画像化するものです。放射線のような害はまったくありません。

第1章

習慣 1

食生活を見直す

緑内障によい食事、悪い食事

緑内障がよくなる食べものはありますか？

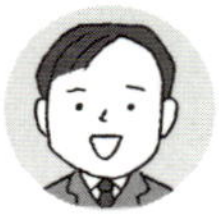

これを食べたらよくなるという食べものはありませんが、食生活は緑内障の進行に影響を及ぼします。食生活の改善に取り組みましょう。

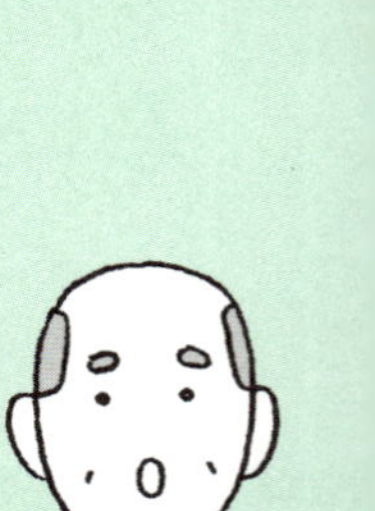

食べると緑内障がよくなるような、スーパーフードはありません。緑内障の人にとってもっとも大切なのは治療を継続し、眼圧を目標の値にコントロールしていくことです。ただし、日々の食事が緑内障の発症や進行に影響を及ぼすことはあって、さまざまな研究結果が報告されています。

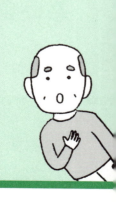

まず、目の血液循環をよくする点で、食事について考えてみましょう。たとえば、緑色の濃い葉物野菜は、硝酸塩《しょうさんえん》という血管を拡張させる成分を含んでいて、血液循環をよくするはたらきを持っています（▼46ページ）。

魚の脂に含まれるDHAやEPAといったオメガ3脂肪酸は、血管の炎症を防いだり、血液のかたまりをできにくくしたりすることで、動脈硬化を防ぎます。それが目の血液循環を保つのに役立っています（▼50ページ）。

また、緑茶やチョコレート、赤ワインなどに含まれるポリフェノールは、抗酸化作用によって血管や神経を守ってくれますし、傷んだ神経の再生や修復にも関与しています。緑内障は視神経がダメージを受ける病気なので、ポリフェノールがよい影響を及ぼすと考えられています（▼70ページ）。

さらに視神経のミトコンドリアを増やす、という視点もあります。ミトコンドリアは細胞内でエネルギーをつくり出す小器官で、緑内障の患者さんや高齢者の視神経では少なくなっています。緑内障の進行を抑えるにはミトコンドリアを元気づけることが必要で、それに食事が重要な役割をはたしているのです。ミトコンドリアを元気づけるには、ビタミンB_1やビタミンB_3などの摂取が必要です（▼54ページ）。

どんな食品をとると、血液循環が改善されるのですか？

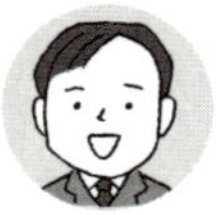

緑色の濃い葉物野菜に含まれる硝酸塩は、血管を拡張させて血液循環をよくし、緑内障の罹患率が低いという研究結果もあります。ぜひ積極的に食べてください。

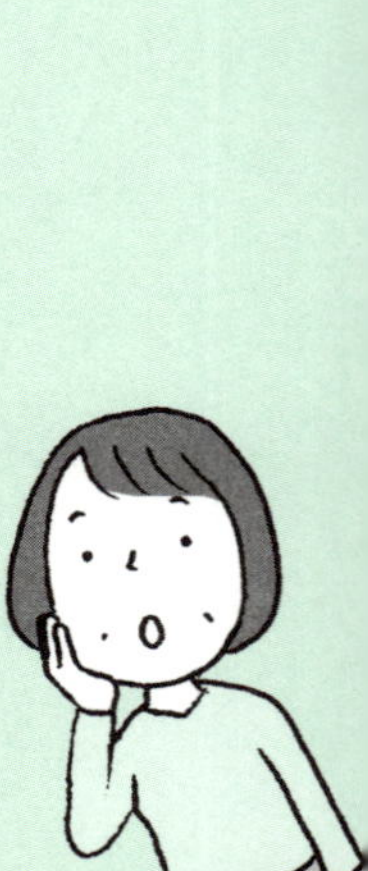

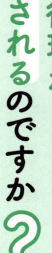

食生活の改善を考える際、野菜に含まれる**硝酸塩**が1つのポイントです。硝酸塩はもともと土壌に含まれていて、植物の生育に欠かせない物質です。そのため、**野菜にも含まれていますが、緑色の濃い葉物野菜に豊富なことが知られています**（▼左図）。

これらの野菜を食べて人間の体内に入った硝酸塩は、一部が一酸化窒素に変換され、血管を拡張させるのに使われます。血管のもっとも内側を覆《おお》っている血管内皮細胞《けっかんないひさいぼう》から一酸

主な緑色の濃い葉物野菜における硝酸塩の含有量

こまつな	0.5g
しゅんぎく	0.3g
チンゲン菜	0.5g
ほうれん草	0.2g
リーフレタス	0.2g
サニーレタス	0.2g
サラダ菜	0.2g

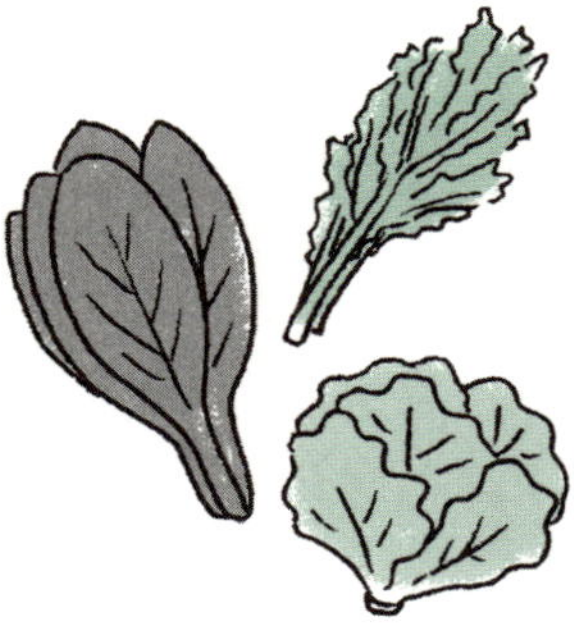

※いずれも 食品100g中の含有量 。
文部科学省「日本食品標準成分表2020年版（八訂）」より。

化窒素が放出されると、血管の筋肉がゆるんで血管が拡張します。それによって、血液の循環がよくなると考えられています。

この作用に注目して、ハーバード大学である研究が行われました。もともと緑内障がなかった10万人以上の男女を、25年以上にわたって追跡調査し、食事と緑内障の関係を調べたのです。**その結果、1日に240mg以上の硝酸塩（ほうれん草60gに相当）をとっていた人は、摂取量が少なかった人と比べると、緑内障になるリスクが21%も低下していました。**また、中心付近の視野の欠けが生じるリスクは48%も低下していました。血液循環の改善による可能性が考えられています。

緑内障の人はどんな野菜をとるといいのでしょうか？

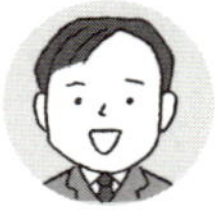

緑黄色野菜をとりましょう。とくにブロッコリーやほうれん草、ルッコラには、ルテインやゼアキサンチンが豊富に含まれていて、視神経や網膜を守ってくれます。

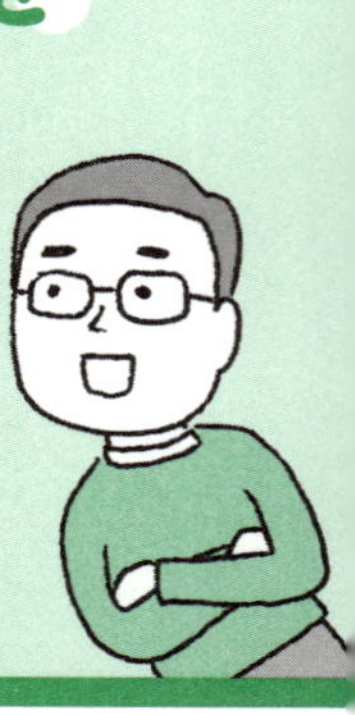

緑黄色野菜には、抗酸化物質であるカロテノイドが豊富に含まれています。カロテノイドとは、自然界に広く存在する黄色や赤色の天然色素です（たとえば、トマトの赤色はリコピン、オレンジの黄色はβクリプトキサンチン）。自然界には、750種類以上のカロテノイドが見つかっています。そのうち、目に含まれるカロテノイドはルテインとゼアキサンチンの2つだけです。いずれも強力な抗酸化作用があり、目の酸化を防ぎ、さまざま

な目の病気の対策に効果があるとされています。

植物は光を浴びて成長するときに、光による酸化ストレスを受けています。そこで自らを抗酸化物質であるカロテノイドをつくり出し、酸化されないように自分の身を守っています。人間は植物を食べることで、カロテノイドを体内にとり入れることができます。摂取したカロテノイドは、人間の体内でも同じように作用してくれます。

人間の体の中で、とくに光によるストレスを受けているのが目です。**ルテインやゼアキサンチンは、そうした酸化ストレスから体を防護してくれる作用を持っています。**カロテノイドは体内に一定量がたくわえられていますが、40代以降しだいに減っていきます。そのため、ルテインやゼアキサンチンを食事で積極的にとる必要があります。

ルテインの1日の推奨摂取量は6mg以上とされていますが、日本人は平均して2mg程度しかとれていません。ほとんどの人が十分な量をとれていないのです。ブロッコリーやほうれん草、ルッコラなどの緑黄色野菜をよく食べるようにしましょう。

ルテインは、水晶体と網膜の中心部にある黄斑部に集中しています。ルテインは光の刺激による酸化のダメージから、目を守るはたらきがあります。そのため、白内障の予防や加齢黄斑変性症の予防に効果的です。

どんな種類の魚を食べると、緑内障によいのでしょうか？

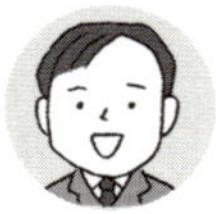

魚に含まれるDHAやEPAには血液循環をよくし、眼圧を下げる効果が期待できます。DHAやEPAはサケやマグロ、サバ、カツオ、サンマ、イワシなどに豊富です。

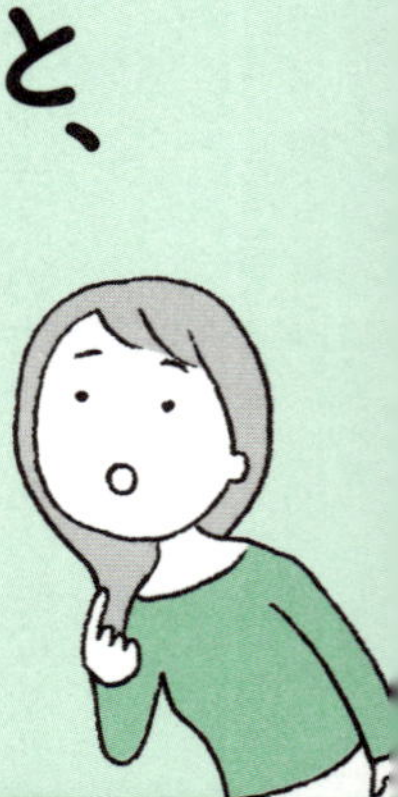

緑内障の人が魚を食べるとよい理由は、魚介類の脂質に**DHA（ドコサヘキサエン酸）**や**EPA（エイコサペンタエン酸）**といった脂肪酸が豊富に含まれているためです。脂肪酸は脂質の主要な構成要素で、いろいろな種類があります。その中で、DHAやEPAは**オメガ3脂肪酸**に分類されています。

DHAやEPAを摂取すると、さまざまな健康効果が期待できます。代表的なのが、血液中の悪玉コレステロールや中性脂肪を減らし、血液をさらさらにすることで、動脈硬化の進行を抑える効果です。それにより、狭心症や心筋梗塞《しんきんこうそく》などの心臓病を防ぐのにも役立ちますし、認知症の予防効果もあります。目では、加齢黄斑変性症や糖尿病網膜症《とうにょうびょうもうまくしょう》を防ぐのに役立ち、緑内障にもよい影響をもたらしてくれることが期待されています。

2017年に、アメリカで3800人以上の人を対象に行われた研究では、DHAやEPAの摂取量と、緑内障の罹患率《りかんりつ》が調査研究されました。それによると、**DHAやEPAの摂取量が多かった人と少なかった人を比べた場合、多くとっている人のほうが緑内障のリスクが低いことが報告されました**。

では、DHAやEPAを多くとると、どうして緑内障のリスクが低くなるのでしょうか。それについては、次のような理由が考えられています。

1つめは、魚介類の脂質に含まれているオメガ3脂肪酸、とくにEPAに血液の循環をよくするはたらきがあるためです。緑内障の発症や進行には、血液の循環障害が関わっていると考えられています。そこで、魚をよく食べてオメガ3脂肪酸を摂取することが、緑内障のリスクを下げることにつながるのだと考えられます。

2つめは、網膜や視神経の材料としての重要性が高いためです。私たちがものを見るとき、目の網膜で光をキャッチし、その情報を視神経を通じて脳に送り、脳がその情報を受け止めています。この網膜、視神経、脳といった部位は体の中でも脂質が多く、とくにDHAが豊富に含まれています。他臓器の組織のDHA含有量は1~5%とわずかですが、網膜、視神経、脳などの神経系組織ではDHAがとくに多く、50%程度も含まれています。DHAは網膜、視神経、脳の重要な構成成分なので、これらの部位を健康に保つには、材料となるDHAなどのオメガ3脂肪酸を十分にとる必要があります。

また、オメガ3脂肪酸は眼圧を下げる可能性があります。2018年にオーストラリアで行われた研究で、積極的にオメガ3脂肪酸をとると眼圧が8%下がったと報告されています。眼圧は目の中の房水《ぼうすい》の量で調節されていますが、房水の出口にあたる隅角《ぐうかく》に炎症があると、隅角が目詰まりを起こし、水が流れにくくなって眼圧が上昇します。魚をよく食べていると、**オメガ3脂肪酸の抗炎症作用で隅角の目詰まりが解消され、水の流れがよくなることで、眼圧が下がる可能性があるのではないかと考えられています。**

DHAやEPAが豊富な魚介類とその含有量

	DHA	EPA
サケ(ギンザケ 養殖 生)	890mg	310mg
マグロ(クロマグロ 養殖 赤身 生)	1000mg	420mg
カツオ(秋獲り 生)	970mg	400mg
サンマ(皮つき 生)	2200mg	1500mg
サバ(マサバ 生)	970mg	690mg
イワシ(マイワシ 生)	870mg	780mg
ブリ(成魚 生)	1700mg	940mg
サワラ(生)	1100mg	340mg

※いずれも可食部100g中の含有量 。
文部科学省「日本食品標準成分表2020年版(八訂)」より。

DHAやEPAをとくに豊富に含んでいるのは、**サケやマグロ、カツオ、サンマ、サバ、イワシなどの魚です**(▼上図)。

厚生労働省が定めたDHAとEPAの摂取すべき目標量は、両方を合わせて1日に1000mg程度。**マグロやサケなど含有量の多い魚を中心に、週2~3回ほど魚を食べるようにすると、目標量に達します。**

DHAやEPAの摂取量は、調理方法でも大きく変化します。魚を焼くと脂が落ちるのが目で見えますが、高温で調理するほどDHAやEPAも同時に損なわれます。生で食べる場合の摂取量を100%とした場合、焼き物や煮物で20%ほどの減少、揚げ物にすると約50%も減少します。

緑内障の人にとって、ビタミンの摂取は重要ですか？

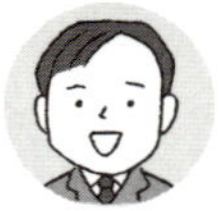

高齢者や緑内障の人の視神経の細胞では、ミトコンドリアが減少しています。ミトコンドリアを増やし、活性化させるにはビタミンB_1やビタミンB_3の摂取が有効です。

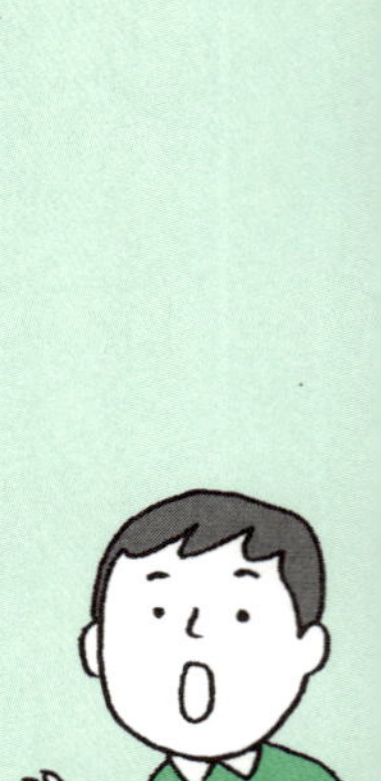

緑内障が加齢によって増える要因について、最近では、エネルギー産生に欠かせない視神経に含まれるミトコンドリアが加齢によって減ったり、機能が低下したりするためであると考えられています。

緑内障で眼圧によるダメージを受けるのは、網膜の表面近くにある網膜神経節細胞と、

網膜の構造と光刺激の伝わり方

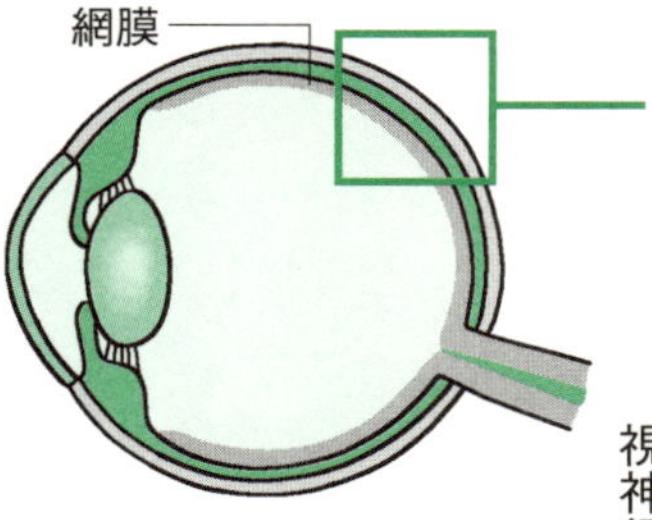

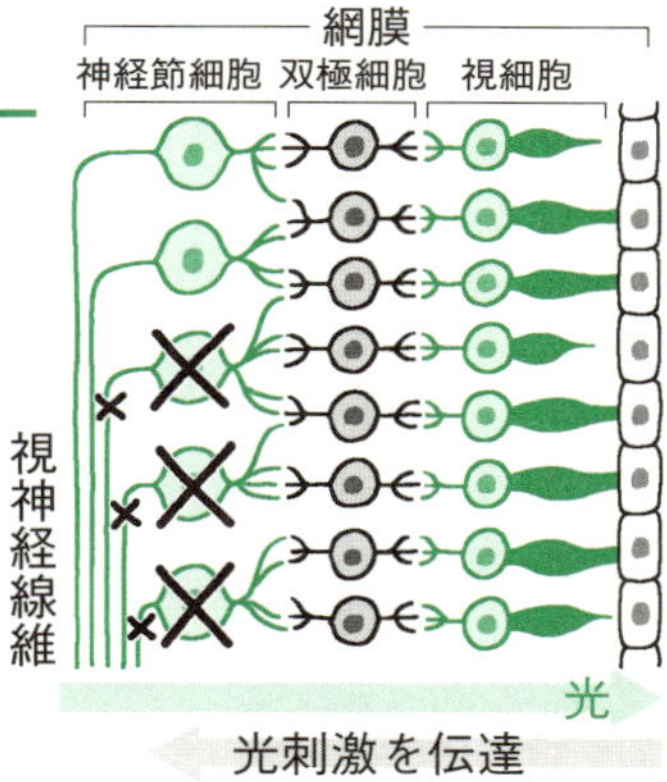

網膜神経節細胞と視神経線維がダメージを受けることで、そこから先に光の刺激が伝わらなくなる。

そこから出ている視神経線維という突起です。この視神経線維が網膜の中心近くで集まり、束ねられて視神経となります。そのため、網膜神経節細胞と視神経線維がダメージを受けると、その先の視神経に情報を伝えることができないので、その部分の視野が欠けてしまいます。

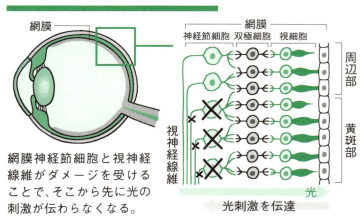

この網膜神経節細胞と視神経線維は、電気信号に変えられた光の刺激を脳に伝えるはたらきをしています（▼上図）。体内でももっとも多くのエネルギーを使う組織であり、そのため大量のミトコンドリアが存在することで知られています。

ミトコンドリアは細胞の中にある小器官で、糖質や脂質を使ってエネルギーをつくり出しています。**エネルギーをたくさん消費している網膜神経節細胞と視神経線維には、とくに多くのミトコンドリアが存在しています。大量のミトコンドリアがエネルギーをつくり出していなければ、網膜の機能を維持することができません。**

ところが、ミトコンドリアは加齢にともなって減っていきますし、緑内障の人の目では、ミトコンドリアがかなり少なくなっているといわれています。正常な人の目と、初期の緑内障の人の目で、網膜神経節細胞や視神経線維に含まれるミトコンドリアを比べてみた研究では、初期の緑内障であっても、正常な目に比べ、ミトコンドリアが圧倒的に少なくなっていることがわかりました。

また、生きたマウスの網膜の神経線維を1本1本観察して、ミトコンドリアの状態を調べた研究では、高齢マウスや緑内障マウスの視神経線維では、ミトコンドリアが減っていたり、小さくなっていたりすることが発見されました。

こうしたミトコンドリアの変化が、高齢者が緑内障になりやすいことと関係しているのではないかと考えられています。**ミトコンドリアが減少したり、小さくなったりしていることで、視神経がエネルギー不足の状態になり、眼圧によるストレスに弱い状**

視野検査の結果を示すグレースケール

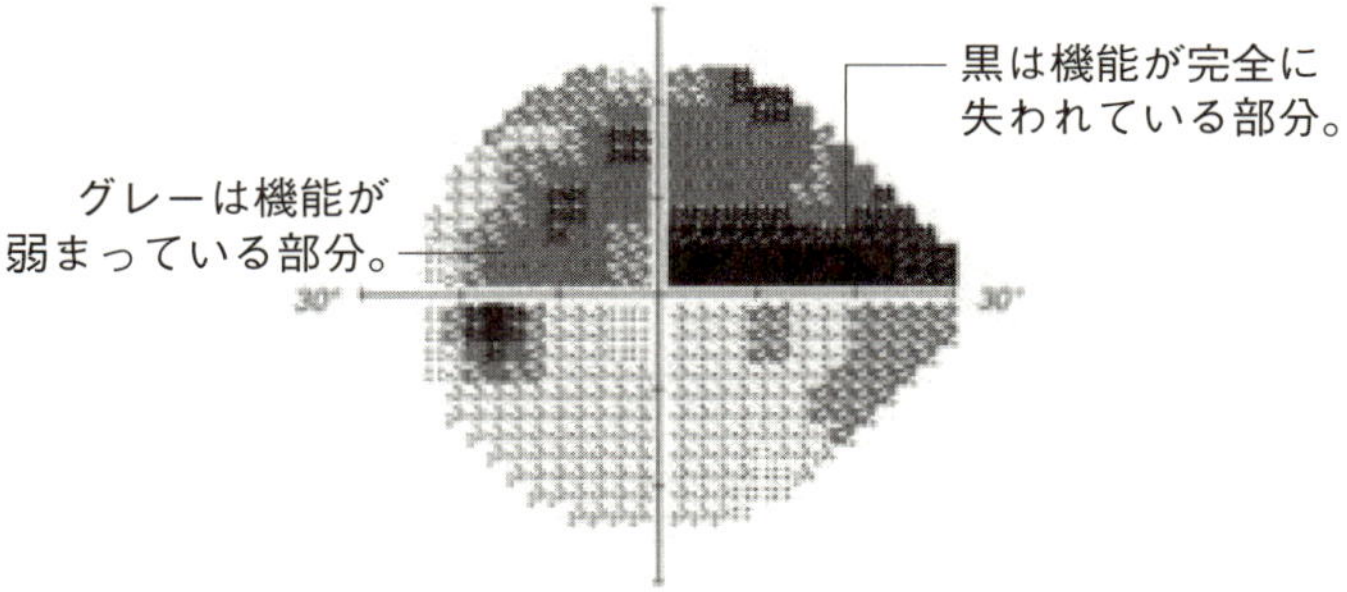
黒は機能が完全に失われている部分。
グレーは機能が弱まっている部分。
30°
30°

ビタミンB_1とビタミンB_3の摂取により、グレー部分の視野改善が見られた。ただし、黒部分は回復しない。

態になっていると考えられています。

ミトコンドリアのはたらきに関わっているのは、**NAD（ニコチンアミドアデニンジヌクレオチド）**という物質です。そこで、NADの前駆物質《ぜんくぶっしつ》（その物質の生成前の段階にある物質）である**ビタミンB_1（ピルビン酸）**と、**ビタミンB_3（ナイアシン）**を投与する研究が、2021年にアメリカで行われています。1週目は、ビタミンB_1を1500mg、ビタミンB_3を1000mg、2週目はどちらも2000mgずつ、3週目はどちらも3000mg投与しました。

すると、視野検査の結果が部分的に回復したと報告されています。回復といっても、視野のまったく見えなくなった部分が見えるようになったわけではありません。視野検査の結果はグレースケールで示されます（▼前ページ）。黒くなっている部分は、視神経が機能していない部位なので、ここが回復することはありません。**グレーの部分はまだ完全に機能が失われていない部位で、このような部位が投与前より明るいグレーになったという結果が報告されました。**

どちらの研究でもビタミンを大量に投与していますが、大量投与した際の影響がわかっていないので、いきなり高用量のビタミンをとることはおすすめできません。日本では、ビタミンB_3の上限量は1日に300mg程度とされています。前述した研究では、この数倍の量を投与しているわけです。ビタミンB_3（ナイアシン）には、血管拡張作用があります。大量にとると、顔面紅潮やかゆみ、下痢、嘔吐などの消化器系の副作用が出る場合があります（ナイアシンフラッシュといいます）。**このため、いきなり大量のビタミンB_1、B_3の内服はすすめられませんが、食事からの摂取であれば安全です。**

ビタミンB_1が豊富な食品としては、豚肉がよく知られています。脂身の少ないヒレやももがとくにおすすめです。植物性の食品では玄米や枝豆、ナッツなどに豊富です（▼左図）。

ビタミンB_1とビタミンB_3を豊富に含む食品

ビタミンB_1	豚肉（ヒレやもも） 玄米 枝豆 ナッツ
ビタミンB_3	カツオ マグロ サバ 鶏肉 ナッツ

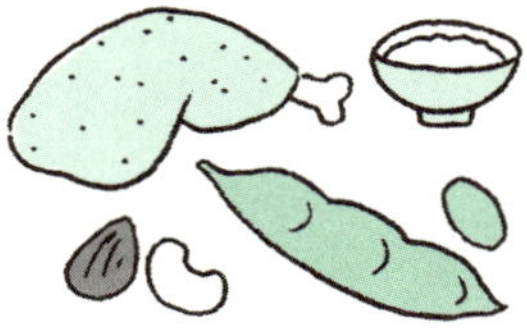

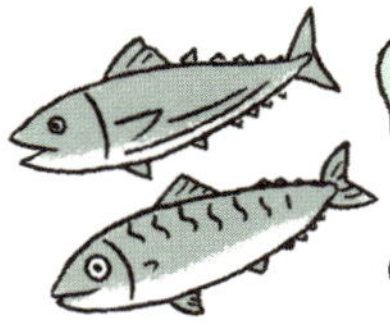

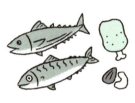

ビタミンB_3を多く含んでいる食品はカツオやマグロ、サバなどの魚、鶏肉、ナッツなどです（▼上図）。ふだんの食事になるべくこれらの食品を組み込むようにして、ビタミンB_1やビタミンB_3をとれるようにしましょう。

そのほかにミトコンドリアを活性化させるポイントとして、①運動すること（激しい運動をする必要はなく、ジョギングなどの有酸素運動や軽い筋トレが効果的）、②規則正しい睡眠時間（睡眠はミトコンドリアに有害となる老廃物を処理する）、③適度な日光浴（太陽を浴びるとビタミンDが生成される。ビタミンDはミトコンドリアを増やす作用がある）などもとり入れるとよいでしょう。

緑内障の場合、糖質制限をしたほうがいいでしょうか？

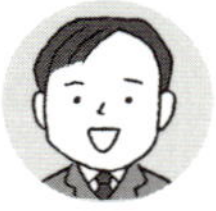

糖質をとりすぎないことは、緑内障のリスクを減らします。血糖値の急上昇を招かないように、糖質のとり方にも注意するとよいでしょう。

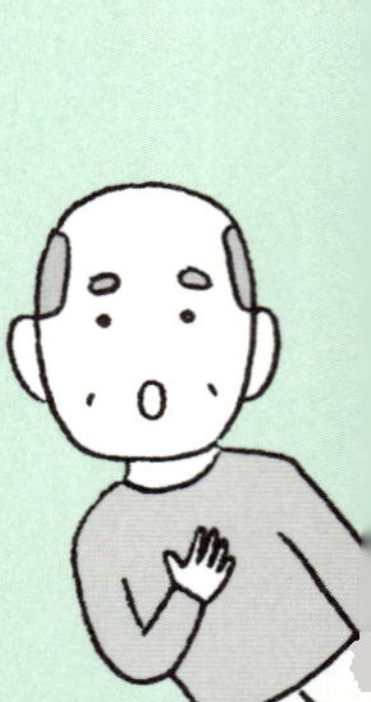

糖質を過剰に摂取した場合や、食後に血糖値が急上昇するようなとり方をすると、体内で**ＡＧＥｓ（エイジス＝終末糖化産物）**ができます。食事などで過剰に摂取した糖質と、体を構成するたんぱく質が結合してできるもので、体のさまざまな老化に関わります。

ＡＧＥｓは血管や骨、臓器などのさまざまなたんぱく質と結合して、そこに炎症を起こします。動脈硬化や骨粗鬆症《こつそしょうしょう》、アルツハイマー型認知症、がんなどの発症に関わっていますし、目の病気では白内障や加齢黄斑変性症との関係が明らかになっています。さらに緑内障にも関係することが研究で報告されています。視神経はたんぱく質でできた篩状板《しじょうばん》という細いトンネルを通って脳にいきます。篩状板にＡＧＥｓが付着し、組織の脆弱化、変性につながり、視神経の圧迫に関わっているのではないかと考えられています。

ＡＧＥｓは、血糖値が急激に上昇するときにできやすくなります。**白米、精製された穀物からつくられたパン、パスタ、うどん、さらに清涼飲料水などが血糖値を急上昇させる代表的な食品です。**私たちの体は糖分を迅速に処理し、繰り返される血糖値の急上昇に対応できるように設計されていません。

そこで、血糖値の上昇をゆるやかにする食品（低ＧＩ食品）を意識してとるようにしましょう。具体的には**主食を未精製の穀物食品（玄米のごはんや全粒粉のパン）に代えてみたり、野菜や生の果物（ジュースはＮＧ）をとる**ようにしましょう。これらはビタミンや食物繊維が豊富に含まれているため、消化吸収に時間がかかり、食後の血糖値の上昇がゆるやかになります。清涼飲料水は、甘くないお茶などに代えます。

また、ＡＧＥｓは焼き目のついた食品にも含まれています。**唐揚げやとんかつ、焼き鳥、ポテトチップス、フライドポテトなどに多いので、とりすぎには要注意です。**

コーヒーは眼圧を上げると聞いたことがあるのですが、飲まないほうがよいのでしょうか？

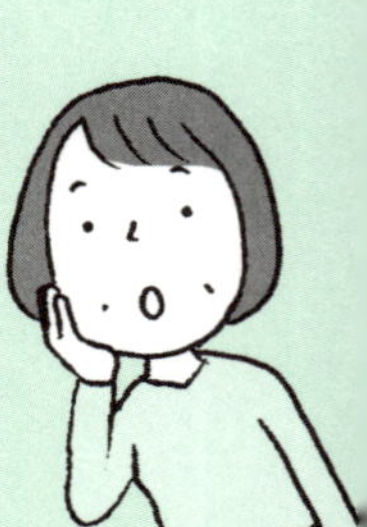

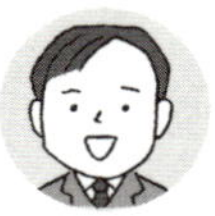

コーヒーを飲む習慣がある人は、そうでない人に比べて眼圧が低いことが国内の研究で報告されています。緑内障でも1日3杯程度までなら心配いりません。

緑内障の患者さんの中には、コーヒーを飲むと眼圧が上がって、緑内障を進行させてしまうのではないかと心配している人がいます。しかし、多くの患者さんにとって、コーヒーを意識して控える必要はありません。

国内の1万人近い人を対象にした京都大学の研究（長浜スタディ）によると、**コーヒー摂取と眼圧の関係を調べたところ、習慣的にコーヒーを飲む人ほど眼圧が低いと**

いう結果が明らかになりました。この研究結果は、2020年に報告されています。

研究対象となったのは、緑内障と指摘されていない9850人です。緑内障の人は眼圧を下げる目薬を使っていることが多いので、眼圧に対するコーヒーの純粋な影響を見るために緑内障でない人が調査対象となっています。対象者はコーヒーの摂取量によって、「1日1杯未満」「1日1杯」「1日2杯」「1日3杯以上」の4グループに分けられ、コーヒーの摂取量と眼圧の関係が調べられました。

その結果、習慣的にコーヒーを飲む頻度が高いほど眼圧が低いということが明らかになりました。

1日1杯以上のコーヒーを飲む人は、1日1杯未満の人に比べて眼圧が低い傾向にありました。さらに1日1杯の人より1日2杯、1日2杯の人より1日3杯以上の人のほうが、眼圧が低いという結果でした。また、1日3杯以上飲む人たちは、1日1杯未満の人たちに比べ、眼圧が0・4㎜Hgほど低いことが明らかになりました。対象者の眼圧の平均値が14・7㎜Hgだったので、眼圧が約3%低いという結果でした。

同様の調査研究が海外でも行われ、2020年に報告されています。その結果も日本の研究と同じで、カフェインの多量摂取は眼圧上昇や緑内障へのリスクと関係がないことが報告されました。コーヒーが好きな人には、朗報といえるでしょう。

ただし、コーヒーを飲んでいなかった人はぜひ飲んでください、飲んでいた人ももっと量を増やしてくださいというわけではありません。**習慣的に飲んでいる人は眼圧が低い傾向にありましたが、コーヒーに眼圧を下げる効果があるかどうかまではわからないからです。**緑内障の予防や治療目的としてコーヒーの摂取はすすめませんが、緑内障だからといってコーヒーを控える必要はなさそうです。

コーヒーが緑内障によくないのではないかと考えていた人たちが気にしているのは、カフェインの作用です。以前からカフェインには眼圧を上げる作用があるといわれていましたし、実際にそのような研究結果も報告されています。

ただし、コーヒーには緑内障によい影響をもたらす成分も含まれています。その代表ともいえるのが、ポリフェノールの一種であるクロロゲン酸です。糖質の吸収を抑えたり、炎症や酸化ストレスを抑えたりするはたらきが知られています。そのため、習慣的にコーヒーを飲んでいると、糖尿病になりにくい、心血管疾患になりにくい、認知機能が低下しにくい、ある種のがんになりにくいなど、全身的に多くのメリットがあることが知られています。糖尿病の罹患率が低いというデータから、目への糖尿病の合併症である糖尿病網膜症のリスクを減らすという報告もされています。

さらに、コーヒーには神経を保護する神経栄養因子（ＢＤＮＦ）を増やす効果があるとされています。緑内障は眼圧によって視神経がダメージを受ける病気ですが、**神経栄養因子は生き残っている神経細胞に作用して、緑内障の進行を抑えたり、変性した視神経の再生を助けたりすると考えられています**。コーヒーを飲むことで、神経栄養因子を１４３％増やしたという報告もあります。

緑内障の人にコーヒーをおすすめできるもう1つの理由をあげるなら、ビタミンB_3を含んでいることでしょう。**とくに深煎りしたコーヒーにはビタミンB_3が豊富に含まれています。**ビタミンB_3の摂取は視神経のミトコンドリアを活性化し、数を増やすことにつながり、緑内障の進行を抑えるのに役立ちます。

眼圧を下げるために、カフェインを控えたほうがよいですか？

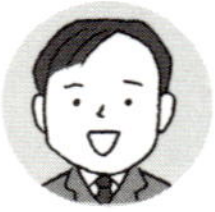

カフェインが眼圧を上げるという研究は多いのですが、コーヒーには緑内障にとってよい成分も含まれています。一方、エナジードリンクの飲みすぎには注意しましょう。

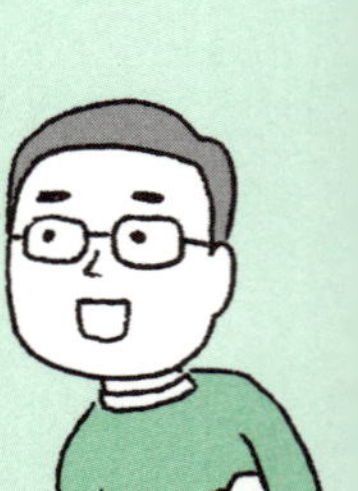

カフェインはコーヒーやお茶に含まれる成分で、覚醒作用があります。体を落ち着かせるアデノシンという物質のはたらきを抑えることで目を覚ましたり、集中力を高めたりする作用があります。カフェインの影響や感受性には個人差があるものの、適度な量であればコーヒーの摂取には健康上のメリットがあることが科学的に確認されています。

カフェインで注意すべきはエナジードリンクです。エナジードリンクは、栄養ドリンクとは別物です。エナジードリンクを飲むと元気になる気がするのは、カフェインと糖質が多く含まれているためです。**しかし、血糖値の乱高下やカフェインの過剰摂取によって、かえって体にストレスを及ぼします。**

目に関しては、2014年の研究で、正常の人にエナジードリンクを飲んでもらい、視神経周辺の血流を評価した論文が発表されています。それによると、正常な人でも血管収縮作用が確認されて、**摂取後1時間程度の間、視神経周辺の血中酸素濃度が10%弱低下したと報告されています。**緑内障の人には、とくに注意が必要です。

カフェインの含有量は商品によって異なりますが、1缶でコーヒー1~2杯分のカフェインを含んでいます。カフェインの作用によって、元気が出る、眠気が覚めるといった効果がありますが、それを期待してエナジードリンクを常用するのは危険です。

糖分が多い点にも、注意が必要です。**1缶に角砂糖10個分程度の糖分が含まれているものもあります。**一気飲みすると、大量の糖分が素早く吸収されることで、血糖値のスパイク状の上昇が起きます。常習化すると、目の糖化反応（老化）を早める原因になります。できるだけ、エナジードリンクなど清涼飲料水は避けるようにしましょう。

コーヒーの摂取に注意したほうがよい緑内障もあるのですか？

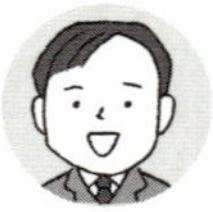

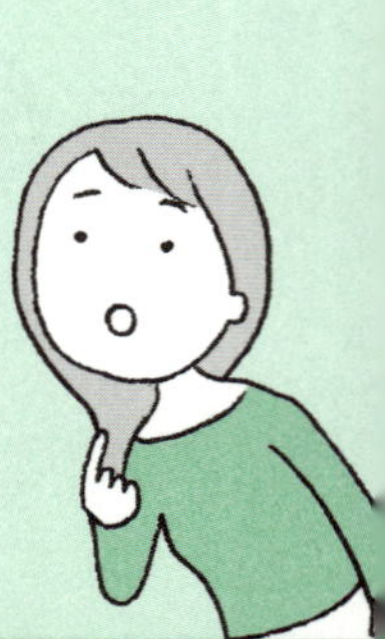

家族に緑内障の人がいる場合や、落屑緑内障と診断されている場合は、コーヒーにかぎらずカフェインのとりすぎに注意しましょう。

コーヒーと目の関係を調べる研究がイギリスで行われました。対象者が12万人という大規模な研究で、カフェインを摂取しても、眼圧の上昇や緑内障のリスクとは関係がないことが明らかになっています。しかし、血縁者の中に緑内障の人がいる場合は、必ずしもそうではありませんでした。

緑内障の家族歴がある人が1日3杯以上、量にして321㎎以上のカフェインを摂取すると、**同じように家族歴があり、まったくコーヒーを飲まない人に比べ、緑内障の有病率が3・9倍高かったと報告されました。**

また、緑内障の遺伝的リスクが高い人が1日4杯以上、量にして480㎎以上のカフェインを摂取した場合、1日の摂取量が80㎎未満の人に比べ、眼圧が0・35㎜Hgだけ高くなっていたということも報告されています。

これらのことから、**家族や血縁者に緑内障の人がいる場合、コーヒーは1日3杯以内に控えておくとよいかもしれません。**

また、緑内障の診断を受け、とくに**落屑緑内障**《らくせつりょくないしょう》といわれている人も、コーヒーの摂取には注意が必要です。落屑緑内障とは、目の中の老廃物が房水の出口である隅角に詰まることで起こります。眼圧が急上昇して、一気に悪化することがあります。**カフェインをとることで、ホモシステインというアミノ酸の血中濃度が上がるのが原因とされています。**高ホモシステイン血症は組織障害を起こすことで知られています。目の組織にもダメージを与えることで、落屑緑内障に関わっているのではないかと考えられています。

日本人で落屑緑内障と診断されている人はごくわずかではあります。もし落屑緑内障と診断されているのなら、コーヒーは1日に3杯までにしたほうがよいでしょう。

紅茶や緑茶は緑内障の人が飲んでも問題ないのですか？

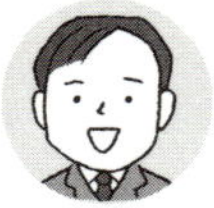

問題ありません。フラボノイドが神経を保護する神経栄養因子（BDNF）を増やし、それが視神経にはたらいて緑内障によい影響があるのではないかと期待されています。

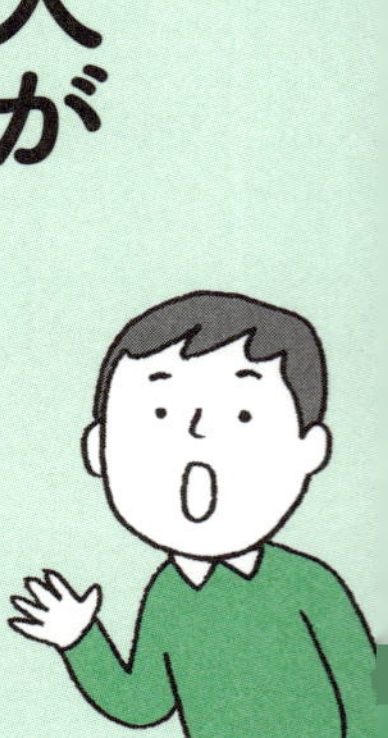

緑茶や紅茶などのお茶には、フラボノイドとよばれる**ポリフェノール**の仲間が豊富に含まれていて、それが緑内障によい影響を与えてくれます。最近の研究によって、フラボノイドを摂取することで、体内で**神経栄養因子（BDNF）**が増えることが明らかになってきました。神経栄養因子は、神経の再生や修復に関わるはたらきを持っています。

緑内障は視神経がダメージを受ける神経変性疾患ですが、ダメージを受けた視神経

の再生や修復に神経栄養因子が役立つ可能性があります。

実際、健康な人と比べると、緑内障の人には神経栄養因子が少ないとされています。そこで、お茶を飲んでフラボノイドを積極的に摂取し、体内に神経栄養因子を増やすことが、緑内障の進行を抑えるのに役立つのではないかと期待されています。

お茶のフラボノイドには血管を拡張させ、血液の循環をよくする作用もあります。そのため、日頃から緑茶や紅茶をよく飲んでいると、視神経への血流が改善し、視神経の保護につながると考えられています。

1678人の人を対象に、「カフェイン入りコーヒー」「カフェイン抜きコーヒー」「カフェイン入り紅茶」「カフェイン抜き紅茶」「アイスティー」「ソフトドリンク」の消費量を調べ、緑内障の有病率を比較した研究があります。**その結果、カフェイン入りの温かい紅茶を毎日飲む人は、緑内障のリスクが74％低下したことが報告されました。**それ以外の飲みものには、緑内障のリスクを下げる効果は認められませんでした。

また、ハーバード大学で行われた研究でも、温かいお茶を1日1杯飲むことで、緑内障のリスクが18％低下するという結果が報告されています。

お酒を飲むと、眼圧が上がることはありますか？

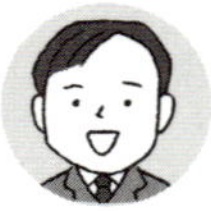

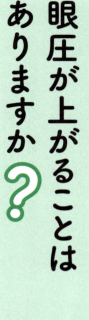

適度な飲酒は問題ありませんが、過度な飲酒は眼圧上昇や視神経障害につながるとされています。500㎖以上の一気飲みは眼圧を上げるので、要注意です。

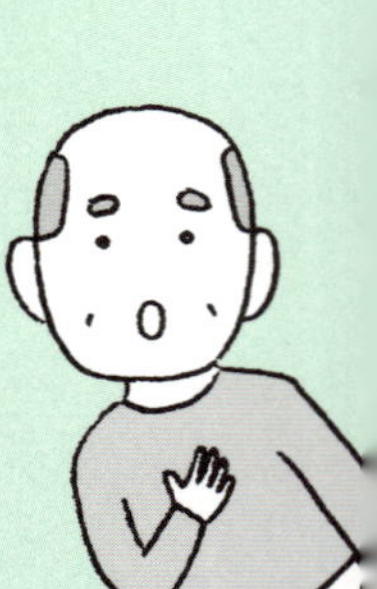

アルコールを飲むことでわずかに眼圧が下がります。これは、アルコールに利尿作用があるからです。また、末梢血管も拡張するので、視神経の血流も増加します。適度な量であれば、とくに気にすることはないでしょう。

厚生労働省が出した『健康に配慮した飲酒に関するガイドライン』では、「生活習慣病のリスクを高める飲酒量」として、**純アルコールの1日の摂取量が男性で40g以上、女性**

純アルコール20ｇを含むアルコール飲料

ビール（5%）	500㎖ ※ロング缶
日本酒（15%）	1合弱
チューハイ（7%）	350㎖ ※レギュラー缶
ワイン（12%）	200㎖ ※小グラス2杯
焼酎（25%）	100㎖

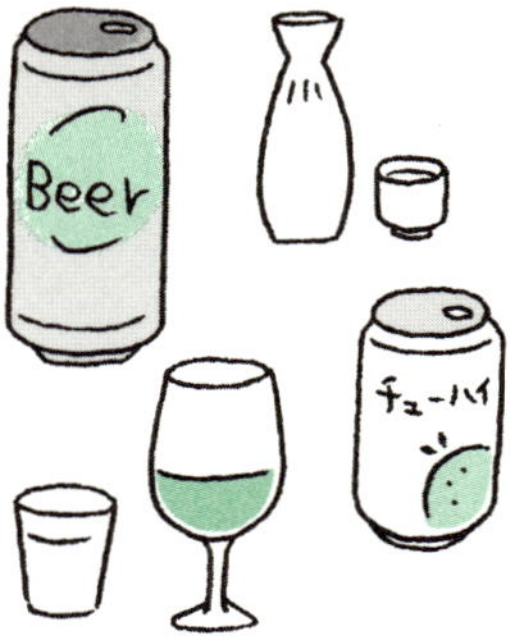

※（　）内はアルコール度数。

で20ｇ以上と規定しています。このラインを下回る飲酒量にするとよいでしょう（▼上図）。最近はビールやチューハイの缶に、1缶に含まれる純アルコールの量が記載されています。

アルコールにかぎりませんが、500㎖以上の飲みものを一気飲みすると、房水の量が増えて眼圧が上がることが知られています。たとえば500㎖の水を一気に飲むと、平均で3～4㎜Hg、最大で7㎜Hgほども眼圧が上がる場合があります。一度にたくさんの水分をとるのではなく、少しずつ飲むようにしましょう。ビールはもちろん、のどが渇いたときのスポーツドリンクや清涼飲料水の一気飲みには要注意です。

緑内障の進行を抑えるのに、サプリメントをとるのは有効でしょうか？

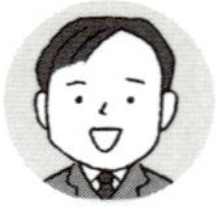

目によいとされるサプリメントはいろいろあります。緑内障の進行を抑えるためにも、目の全般的な健康のためにも、サプリメントをとるのは有効です。

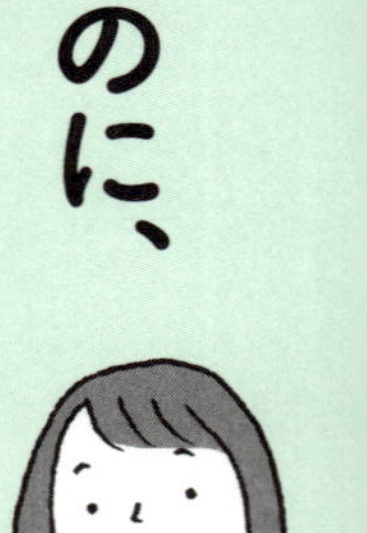

この章で紹介してきたように、目の健康に役立つ食品がいろいろあります。そうした食品はなるべくとったほうがいいのですが、毎日とるとなると、実際にはなかなか難しいのが現実です。そこで、サプリメントで摂取することも考えてみるとよいでしょう。

抗酸化力のあるルテインをとることにより、視神経へのダメージを軽減することが期待できますし、白内障や加齢黄斑変性症の予防や進行の抑制にも効果的です。

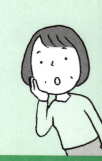

ルテインが目によいといわれるようになったのは、アメリカで行われた加齢黄斑変性症に関する疫学研究《えきがくけんきゅう》からでした。この研究では、ルテイン単独のサプリメントをとるよりも、ほかの成分も含む複合サプリメントのほうがよいという結果が出ました。ルテイン以外に配合されていたのはゼアキサンチンやビタミンC・Eなどの抗酸化ビタミン、亜鉛や銅などの微量ミネラルです。

ルテインを含む複合サプリメントとしては、「**プリザビジョン2**」や「**ルタックス**」がよく知られています。

緑内障には、「**グラジェノックス**」というサプリメントがあります。

グラジェノックスには、ピクノジェノールという松樹皮エキスと、ブルーベリーの野生種であるビルベリーのエキスなどが配合されています。ピクノジェノールはポリフェノールの一種であり、血流を改善したり、神経保護作用を発揮したりすることで、緑内障の進行を抑えるのに役立つと考えられています。

漢方薬の「**当帰芍薬散**《とうきしゃくやくさん》」は眼の血流量を増やす可能性があるので、点眼などの眼圧降下薬の補助として処方する場合があります。

緑内障
あるある

ケース 1

目薬を毎日さしていたが、きちんと目に入っていなかった！

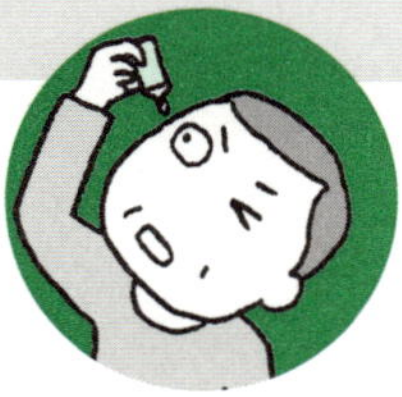

Aさん（63歳・男性）

（通院・治療歴）

1年ほど前に眼底検査で異常が見つかり、視野検査などを受け、中期の緑内障と診断されて治療を開始した。

ケース紹介

Aさんは緑内障という診断を受け、眼圧を下げるために目薬による治療を開始しましたが、眼圧がなかなか目標値まで下がりません。目薬の種類を変えても、目薬を2種類に増やしても、効果がありませんでした。

Aさんは、「目薬は毎日さしている」と言っています。目薬で眼圧が下がらなければ、視野障害を食い止めるために手術が必要と考えられました。

このようなケースでは、きちんと点眼できていないことで、眼圧が目標値まで下がらないのが原因になっていることがあります。

なぜ？ どうなった？

その可能性を考えて、目薬を家族にさしてもらうように指示したところ、Aさんの眼圧はすぐに下がり始めました。最終的には、1種類の目薬で十分に下がったのです。

Aさんは視野障害のために目薬の容器の先端がよく見えなくなっていて、目薬がきちんと目に入っていなかったのが、眼圧が下がらない原因でした。家族に点眼してもらうようにしたことで、手術を回避することができました。

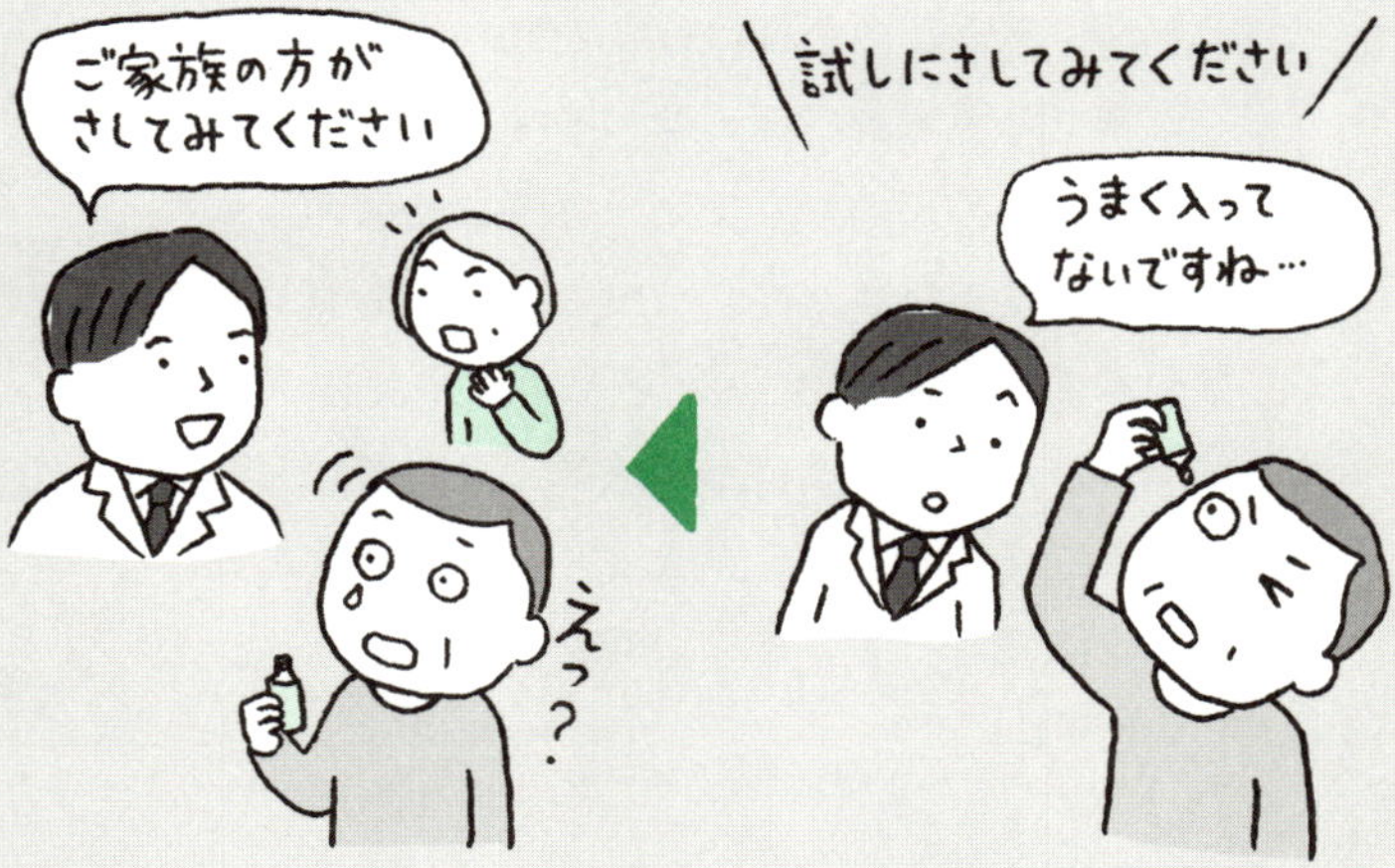
試しにさしてみてください
うまく入ってないですね…
ご家族の方がさしてみてください
えっ？

\ Column 2 /

コンタクトレンズをネットで購入することの思わぬ盲点

コンタクトレンズをネットで購入し、眼科を受診していない人がいます。これには、注意が必要です。なぜなら、コンタクトレンズ購入時の診察で緑内障が発見されるケースはとても多いからです。しかも、こういうタイミングで緑内障を含めた目の病気が発見される場合、自覚症状がないので早期であることが多いものです。

近視があると緑内障になりやすいのですが、近視以外に目の持病がないと、なかなか眼科を受診する機会はありません。一度も眼科の診察を受けないままコンタクトレンズをネットで購入し続け、視力が低下するほどの末期になってから緑内障に気づく人も実際にいます。発見の機会はあっただけに残念です。ぜひ早期発見の機会を生かしてください。

第2章

習慣❷

有酸素運動を習慣づける

血液循環を改善させ、目を守る

緑内障の人は運動を控えたほうがよいのですか？

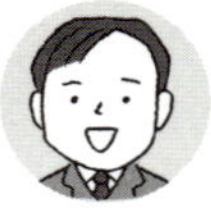

適度な運動は、緑内障の予防や進行の抑制に効果的であることが確認されています。定期的な運動習慣は体の健康のみならず、目の健康維持にも有効です。

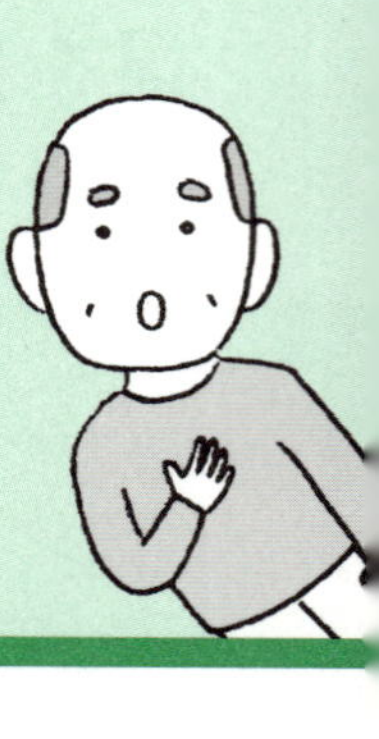

運動をすることで、眼圧が高くならないだろうかと気にする人もいます。運動すると心拍数が増えますが、なんとなく眼圧に影響があるように思って、控えている人もいるようです。運動の種類によっては取り組み方に注意が必要ですが（▼85ページ、88ページ）、緑内障だからといって運動が制限されるようなことは基本的にありません。

むしろ緑内障対策として、運動はおすすめです。

緑内障を進行させる眼圧以外の要因として、血液の循環障害が関係している場合があります。**とくに循環障害が影響している可能性が高いのは、やせ型で、冷え性で、頭痛持ちで、血圧が低めで、収縮期血圧（上の血圧）が100㎜Hgを切っているようなタイプの人です。**このようなタイプの人を**フラマー体質**といいます。自律神経のはたらきが不十分なため、血管の収縮や拡張がうまくいかず、いわゆる〝血のめぐりが悪い〟状態に陥っています。眼圧が低いのに乳頭出血を起こし、緑内障が進行することもあります。

こうした循環障害を解消するのには、運動がとても効果的です。なるべく体を動かすようにしましょう。全身の血液循環が改善されます。

運動には、細胞内のミトコンドリアの数を増やし、機能を活性化させるという効果もあります。

ミトコンドリアはエネルギーをつくり出す重要なはたらきをしていますが、緑内障の人や高齢者の視神経細胞ではミトコンドリアの数が減り、機能も低下していることがわかっています。運動をすることでミトコンドリアを増やし、活性化させましょう。それが緑内障の進行を抑えるのに役立ちます。

緑内障の進行防止のために、どんな運動をするのがよいでしょうか？

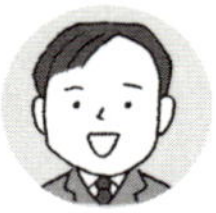

散歩程度の軽い運動から始めてみましょう。眼圧が下がるだけでなく、血液循環が改善することで、視神経へのダメージ軽減に役立ちます。

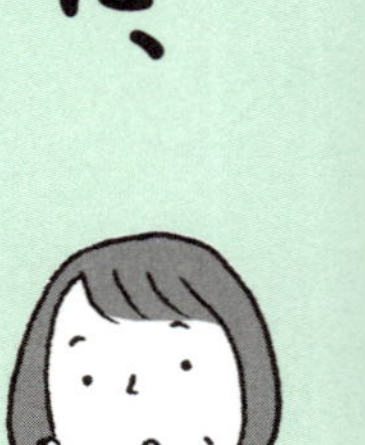

緑内障の人にはぜひ運動を行っていただきたいですが、強度の高い運動が必要なわけではありません。**おすすめなのはジョギングや自転車、水泳などの有酸素運動です。ジョギングや自転車なら、無理なく会話ができる程度の強度で十分です。**

運動は苦手という人でも、ウォーキングなら無理なくできます。少し息がはずむくらいの速足で歩いてみましょう。

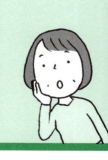

1日30〜40分間の運動を、週に3日ほど行うとよいでしょう。運動している人は運動していない人に比べ、緑内障の有病率が低いことが知られています。また、運動したあとは、少しですが眼圧が下がります。

運動を習慣化することは、生活習慣病や肥満を予防したり解消したりするのにも効果的です。**糖尿病や高血圧、脂質異常症などの生活習慣病や肥満があると、緑内障にもよくない影響を及ぼします。**それらを防いだり解消したりすることで、緑内障の進行をゆるやかにするという論文も発表されています。

緑内障の患者さんは見えなくなる不安から、うつや不安を抱えながら生活している人も多く、運動するとこれらが軽減するともいわれています。忙しくてなかなか時間がとりづらい人は、**通勤時にひと駅手前で降りて歩く、徒歩で買いものに行く、ペットの散歩時間を少し長くするなどの工夫をするのもよいでしょう。**

ぜひ有酸素運動のような適度な運動を日常生活に組み込み、習慣にしてください。緑内障だけでなく、生活習慣病などの改善にもつながります。

有酸素運動以外に、筋力トレーニングをやっても大丈夫ですか？

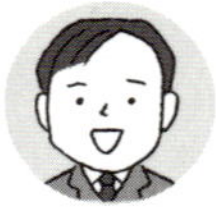

ぜひ行ってください。ただし、息を止めて力むと眼圧が上がってしまうので、息を止めずに行いましょう。効果を高めるために、正しい方法で行うことが大切です。

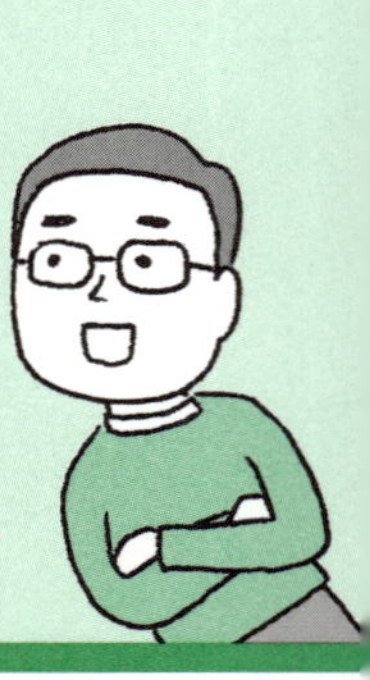

緑内障の人が筋力トレーニングを行っても、とくに問題ありません。高齢になって筋肉量が減少すると転倒や骨折、さらには寝たきりの原因になってしまうこともあります。歩けなくなったので通院が困難になり、緑内障がだいぶ進行してしまったというケースもよくあります。そうした事態を防ぐためにも、高齢期に入る前から筋力トレーニングを行って、筋肉量を増やしておくとよいでしょう。

ただし、筋力トレーニングを行う際には、呼吸に注意する必要があります。**力を発揮するときに息を止めてしまうと、眼圧が上昇してしまうからです。**筋力トレーニングに慣れていない人は、つい息を止めがちなので注意してください。

力を発揮するとき（強化したい筋肉が収縮するとき）に、フーッと息を吐くのが正しいやり方です。たとえば、腕立て伏せであれば、曲げた腕を伸ばしていく局面で息を吐きます。スクワットなら、曲げた膝を伸ばして立ち上がる局面で息を吐きます。ベンチプレスなら、バーベルを上げる局面で息を吐きます。息を吐くべきところで、息を止めて力んでしまうと眼圧が上がりますし、血圧も上がるので危険です。

筋力トレーニングのときだけでなく、日常生活でも、重いものを持ち上げるときなどに、つい息を止めて力んでしまうことがあるので注意しましょう。やはり、息を吐きながら持ち上げるのが安全です。初心者の人はトレーナーに呼吸法を教えてもらってから、トレーニングを始めるのがよいでしょう。

ホルンやトランペットなどの楽器を吹くときにも、思いのほか眼圧が上がることがあります。緑内障が進行している場合は注意してください。

ゴルフのプレーをして、緑内障に悪い影響はありませんか？

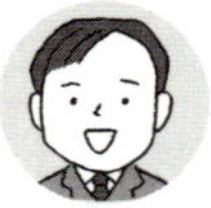

カートを使わない場合、1ラウンドで8～10㎞歩くのでよい有酸素運動です。歩きラウンドには気持ちを落ち着かせる効果もあります。

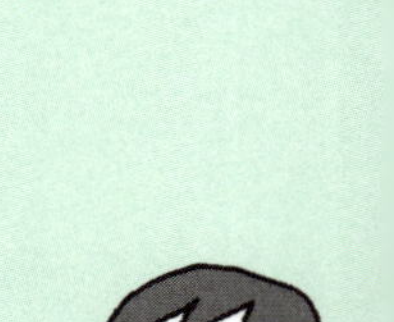

緑内障の人には、基本的に運動することをおすすめします。ゴルフのほか、テニスでも、登山でも、体を動かすことは健康の増進に役立ち、緑内障にもよい影響があります。

1つ気をつけなければならないのが、頭の位置が心臓の位置よりも低くなる姿勢をとる運動です。この姿勢は眼圧を上げるため、長時間は避けたほうがよいでしょう。それ以外に避けたほうがよい運動はありません。ゴルフのクラブをスイングする動作も、緑内障に悪影響を与えることはないので、心配せずに楽しんでください。

ゴルフで1番ホールから18番ホールまで1ラウンド回ると、8km以上の距離を歩きます。コースによっては、10km近くになることもあるようです。ウォーキングでも、なかなかこれだけの距離は歩きません。コースを歩くだけで、十分な量の有酸素運動になっているといってよいでしょう。ゆっくり歩くだけで、気持ちもリラックスします。すぐにカートを使うと、せっかくの有酸素運動の機会が失われます。歩くことで集中力も持続しやすくなりますし、ゴルフにもよい影響が出やすくなると思います。

プレー中に注意したいのは紫外線です。長い間、外にいると肌と同じく、目も日焼けをして白内障や角膜炎などの原因になります。**目を守るには、UVカットレンズのメガネやサングラスをすることです。**つばの広い帽子をかぶるなどの対策も有効です。

緑内障が進行すると、ゴルフのプレーに影響が出てきます。**末期まで進行して視野がぼやけてくると、打ったボールを見失うことが多くなります。**また、色覚にも異常(後天色覚異常)が出ることがあり、グリーンの芝目がよく見えなくなり、パットを外すことも増えることがあります。いつまでもゴルフを楽しむためにも治療を継続し、緑内障の進行をできるだけ抑えることが大切です。

緑内障の人が注意すべき運動はありますか？

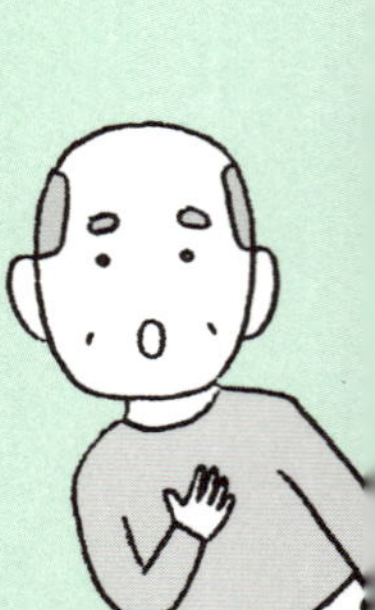

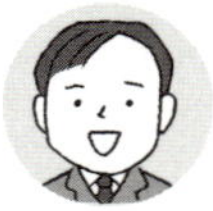

眼圧は体位の影響を受けます。逆立ちだと約2倍になるといわれます。たとえば、ヨガのポーズによっては、緑内障に悪影響を及ぼすことがあります。

眼圧は姿勢によって大きく変化します。**直立しているときや座っているときがもっとも低く、体を横にしたり、頭を低くしたりすると眼圧は高くなります**（▼左図）。

眼圧は、眼球内の房水によって調節されています。新しくつくられた房水の量と、隅角から排出される房水の量のバランスによって、適度な圧力に調節されています。隅角から排出された房水は、静脈に入って心臓まで運ばれていきます。このときに重力

姿勢と眼圧の関係

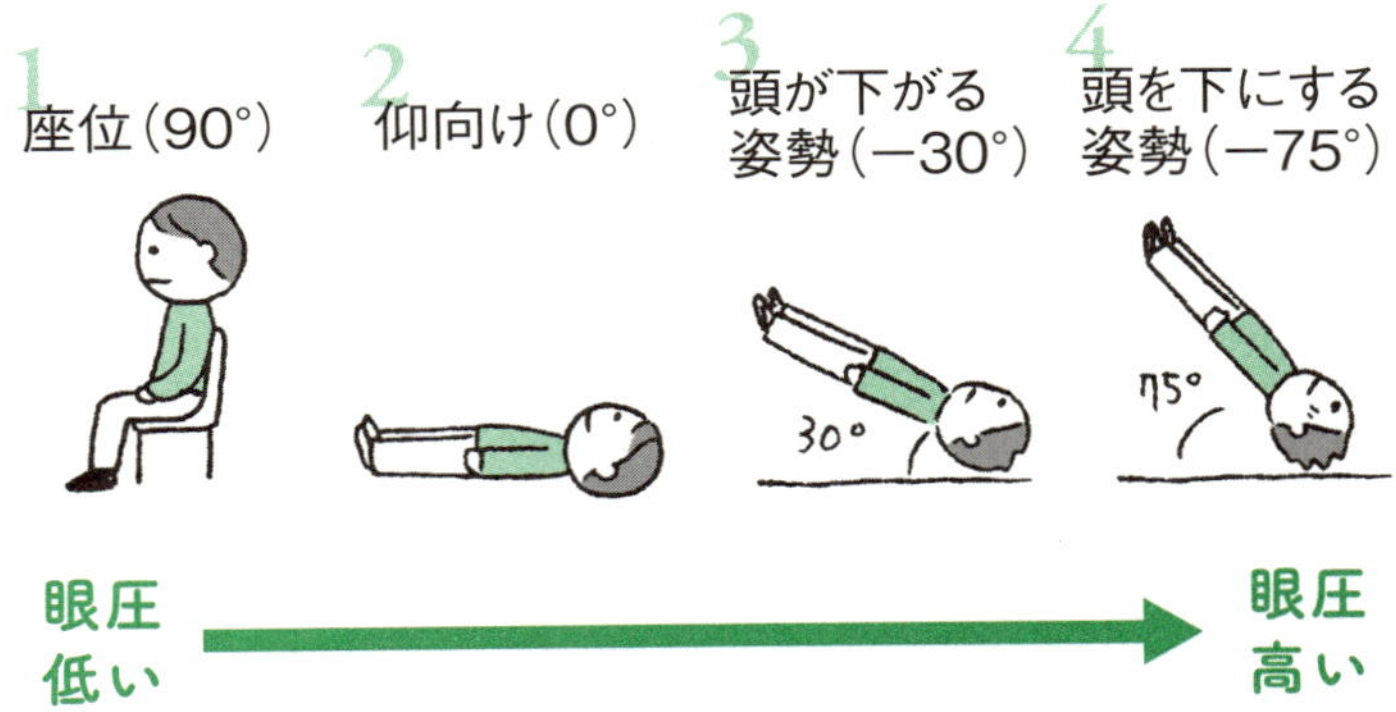

の影響を受けるので、頭が上にあるとスムーズに流れていきます。ところが、頭が下にある体位だと、房水が流れていきにくくなります。そのため、房水の排出が滞って、眼圧が高くなります。

日常生活で逆立ちをすることはあまりないと思いますが、ヨガでは頭を下げたポーズがあるので注意が必要です。**頭を下げた姿勢になると、一気に眼圧が上がります。**ヨガをやっていて緑内障が悪化したというケースも、実際に報告されているほどです。

もちろん、ヨガを行うことがよくないというのではありません。頭の位置が下でなければ、問題ありません。緑内障の人がヨガをやる場合は、注意してください。

Column 3

前視野緑内障の段階で発見する大きなメリット

視野検査では異常なしでも、OCT検査では視神経が障害されているとわかることがあります。このような「視神経には障害があるのに、視野には障害が出ていない」状態を前視野緑内障といいます。

前視野緑内障は緑内障の非常に早期の段階で、この段階で治療を開始するのが理想的です。この段階で治療を開始し、継続できれば、失明する心配はほぼありません。前視野緑内障になってから何も治療しないでいると、5～6年かけて視野障害が起こってきます。

前視野緑内障と診断されたら、非常に早期だからと安心せず、適切な治療を開始し、それを続けてください。

第3章

習慣3

眠りの質を高める

眼圧を上げない
睡眠のコツ

寝ている間に眼圧が上がることがあるって聞いたのですが、本当ですか？

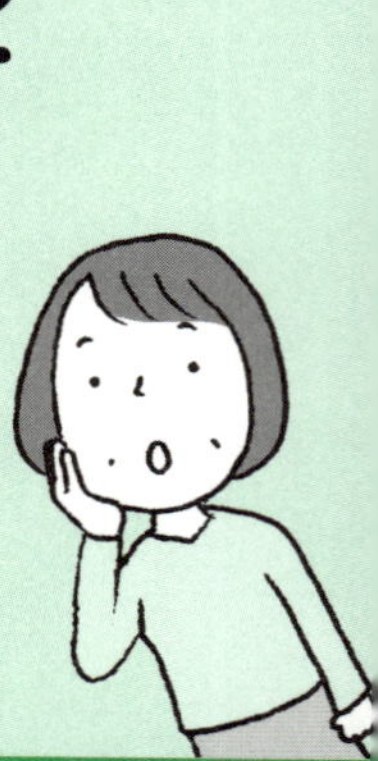

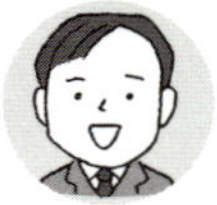

眼圧は体位（体の姿勢）の影響を受けます。体を起こした状態に比べ、横になると頭が下がるので眼圧が上がります。

眼圧は常に一定というわけではありません。1日の中でも、変動があるのが普通です。わりと多いのが、朝が高くて夕方に低くなるパターンです（日内変動）。夏がわりと低く、冬に少し高くなるといった季節による変動も見られます（季節変動）。

もう1つ、眼圧を変動させる大きな要因となっているのが体位（体の姿勢）です。通常、眼圧検査は座った状態で受けますが、座位はもっとも眼圧が低くなる体位です。座

っているときと立っているときは、頭が体のいちばん上にくるので、重力の影響によって眼圧がもっとも低くなります（体位変動）。

眼圧がもっとも高くなる体位は、頭が体の下にくる逆立ちです。立ったり座ったりしているときの眼圧と比べると、2倍近く高くなるといわれています。寝ているときはリラックスすることで眼圧が下がるように思えますが、体が水平になるので、実は体位の影響を受けて立ったり座ったりしているときよりも若干（2～3㎜Hg）高くなります。そのようなこともあって、「緑内障は就寝中に悪くなる」ともいわれています。

座位（座っているとき）と仰臥位（仰向けで寝ているとき）の眼圧の差を眼圧変動幅といいますが、正常眼圧緑内障の患者さんにおいて、この眼圧変動幅が大きいほど（6㎜Hg以上）、緑内障において視野欠損の進行が大きいことが指摘されています。

眼科ではときどき、緑内障の患者さんがほかの科で手術を受ける際、手術を担当する先生から問い合わせを受けることがあります。手術中に低頭位（頭が下向きになること）をとることで、その眼圧上昇による緑内障への影響が懸念されるからです。緑内障に影響があるから手術を許可しないということは通常ありませんが、体位と眼圧の関係はこのようによく知られています。

寝るときの姿勢で、注意すべき点はありますか？

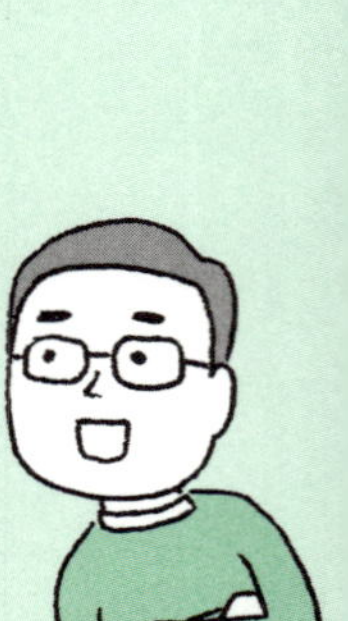

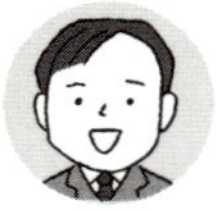

うつ伏せの姿勢をとって枕で目を圧迫することで、眼圧が上がるおそれがあります。眼球を圧迫しないように気をつけてください。

緑内障の人にとって、うつ伏せはできれば避けたほうがいい姿勢です。**下を向くことで、仰向けなどに比べて眼圧が上がりやすいのに加え、枕などで眼球を圧迫するおそれがあります。**

眼球は閉鎖空間なので、圧が加われば眼圧が上昇します。たとえば、ふくらんだ風船を押すと中の圧が上がります。そのまま押すと、内部の圧力が高くなって破裂してしまいます。目の場合、破裂することはありませんが、長時間眼球を圧迫すると、眼圧がかなり上がります。その状態が何時間も続くと、緑内障の進行にも影響します。

うつ伏せの姿勢が習慣化していたために、緑内障がかなり進行してしまった人もいます。**どうしてもうつ伏せでしか寝られないという人は、眼球を圧迫しないように気をつけてください。やわらかい枕を使っている人はよいですが、かための枕や腕で眼球を圧迫して寝る習慣がある人は要注意です。**

もっとも眼圧が上がりにくい姿勢は、仰向けです。次が横向きです。横向きで寝た場合、上側の目より、下側の目の眼圧のほうが少し高くなります。ふだんの診察で眼圧に左右差がないのに、片目だけ緑内障の進行が早いということはありませんか。寝ているときの姿勢を振り返ってみると、何十年も悪いほうの目が下になる横向きの姿勢で寝ていたということがあるかもしれません。

就寝時における姿勢については、さまざまな研究がされており、このように寝る体位によっても、こまかな違いがあります。しかし、寝るときの姿勢を意識しすぎるあまり、眠れなくなるのでは意味がありません。**眼球を圧迫しないようにする、うつ伏せで寝ることをできるだけ避けるようにする、**この2点に気をつけるようにしてください。

緑内障の人は毎日、何時間くらい寝るのがよいですか？

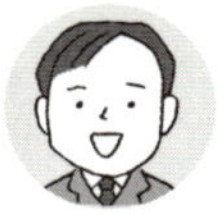

睡眠時間が短すぎたり、長すぎたりすると、緑内障のリスクを高めるおそれがあります。睡眠時間のポイントを見ていきましょう。

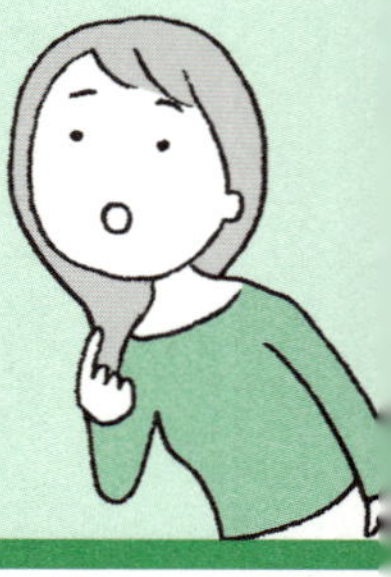

緑内障は、一般的に眼圧が高いほど進行が速くなります。眼圧を左右する要因の1つとして、睡眠も考えられています。体位などの影響を受けて、睡眠中は日中と比べて眼圧が高くなるなど、睡眠習慣がもたらす緑内障への影響はいくつか報告されています。

睡眠時間や睡眠の質が緑内障のリスクと関連がある可能性について、英国の大規模なへルスケアデータベースである「ＵＫバイオバンク」のデータを利用し、調査されました。**睡眠時間については、7～9時間の人に比べて、それより短い人や長い人は8％リスクが高く、不眠症の症状がある人は12％、いびきは4％、日中の眠気は20％のリスクが増えると報告されています。**

不眠症の場合はホルモンの乱れが生じやすく、いびきをかくと低酸素状態になって視神経にダメージを与えることが、緑内障に影響しているのではないかと考えられています。

睡眠の質が緑内障の発症と有意に関連することが判明し、この結果は日本人に多い「正常眼圧緑内障」でも変わりませんでした。睡眠が不足していると、自律神経の乱れを招いてしまいます。それによってストレスホルモンであるコルチゾールが分泌されますが、コルチゾールの高い状態が続くことが眼圧の上がる要因となります。

睡眠時間が長すぎることに関しては、横になっている時間が長いことが関係している可能性が指摘されています。体位の関係で、寝ているときは、起きているときより眼圧が高くなります。

緑内障にとって、睡眠時間は短すぎても長すぎてもリスクになるのかもしれません。睡眠の質は、目の健康維持にも大切です。

睡眠時無呼吸症候群という診断を受けたのですが、緑内障への影響はありますか？

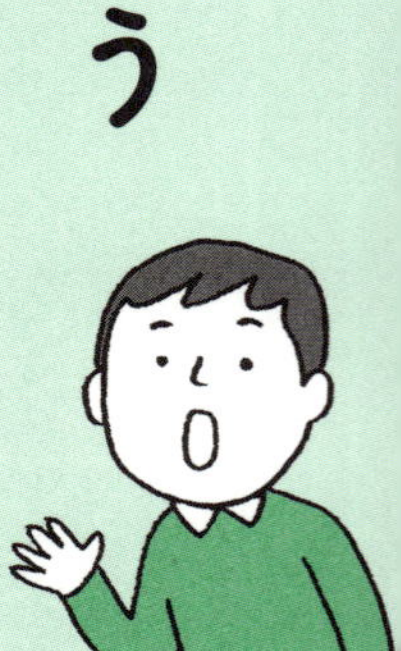

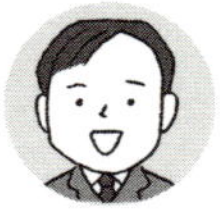

睡眠時無呼吸症候群の人は、緑内障のリスクが10倍高まるとされています。ただし、適切な治療を受けることで、緑内障の進行を抑えることができます。

睡眠時無呼吸症候群は、睡眠中に呼吸が止まってしまう病気です。呼吸が止まると、血液中の酸素濃度が下がるため、目が覚めて再び呼吸を始めますが、寝るとまた無呼吸の状態になります。一晩中こうしたことを繰り返すため、十分な睡眠がとれず、日中に強い眠気に襲われたりします。本人に目が覚めた感覚はなく、自分が無呼吸状態になっているという自覚はありません。

このような睡眠時無呼吸症候群の人は、緑内障になるリスクが10倍も高くなることが知られています。

緑内障のリスクが高くなるのは、無呼吸状態になることで血液中の酸素濃度が低下し、その酸化ストレスによって視神経が障害されるからだと考えられています。

低酸素状態に繰り返しさらされることの影響は危険因子と考えられており、睡眠時無呼吸症候群は正常眼圧緑内障の患者さんの20～40%にみられるという報告もされています。

睡眠時無呼吸症候群による影響は、緑内障にとどまりません。高血圧や糖尿病といった生活習慣病をはじめ、脳卒中や心筋梗塞のような命に関わる病気の原因になることもありますし、日中の眠気が交通事故を引き起こすこともあります。

睡眠時無呼吸症候群と診断された場合には、きちんと治療を受けることが大切です。もっとも有効で安全な治療といわれているのが、CPAP（シーパップ：持続陽圧呼吸療法）です。機械で圧力をかけた空気を鼻から気道に送り込み、気道を広げて睡眠中に無呼吸状態にならないようにします。**CPAPなどの適切な治療を受けることで、低酸素状態になるのを回避でき、緑内障の進行が抑えられたという報告もあります。**

緑内障あるある
ケース 2

眼圧はいつも正常値だったが、緑内障と診断された！

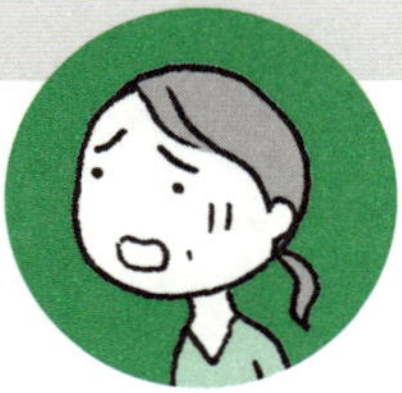

Bさん（51歳・女性）

（通院・治療歴）

3ヵ月前に正常眼圧緑内障と診断され、目薬による治療を開始。眼圧は目標値まで下がっている。

ケース紹介

Bさんは若いころから、定期的に健康診断を受けています。40代後半に入り、いくつかの検査で異常値が指摘されるようになりましたが、眼圧はいつも正常範囲。**視力の低下もとくになく、目に関して異常を指摘されたことはありませんでした。**

ところが、今年は眼底検査で異常を指摘され、眼科で詳しい検査を受けたところ、緑内障と診断されたのです。

眼圧が正常値の範囲内なら安心かというと、まったく安心できません。

なぜ？どうなった？

国内で多い緑内障は**正常眼圧緑内障**で、正常範囲の眼圧（10～21㎜Hg）でも緑内障になる人がほとんどだからです。**視神経が耐えられる眼圧には個人差があり、正常眼圧でもダメージを受けてしまう人がいるのです。**

Bさんは幸い、定期的に健康診断を受けていて、早期に緑内障を発見することができました。これから治療を続けていけば、視野障害は十分に抑えられるはずです。

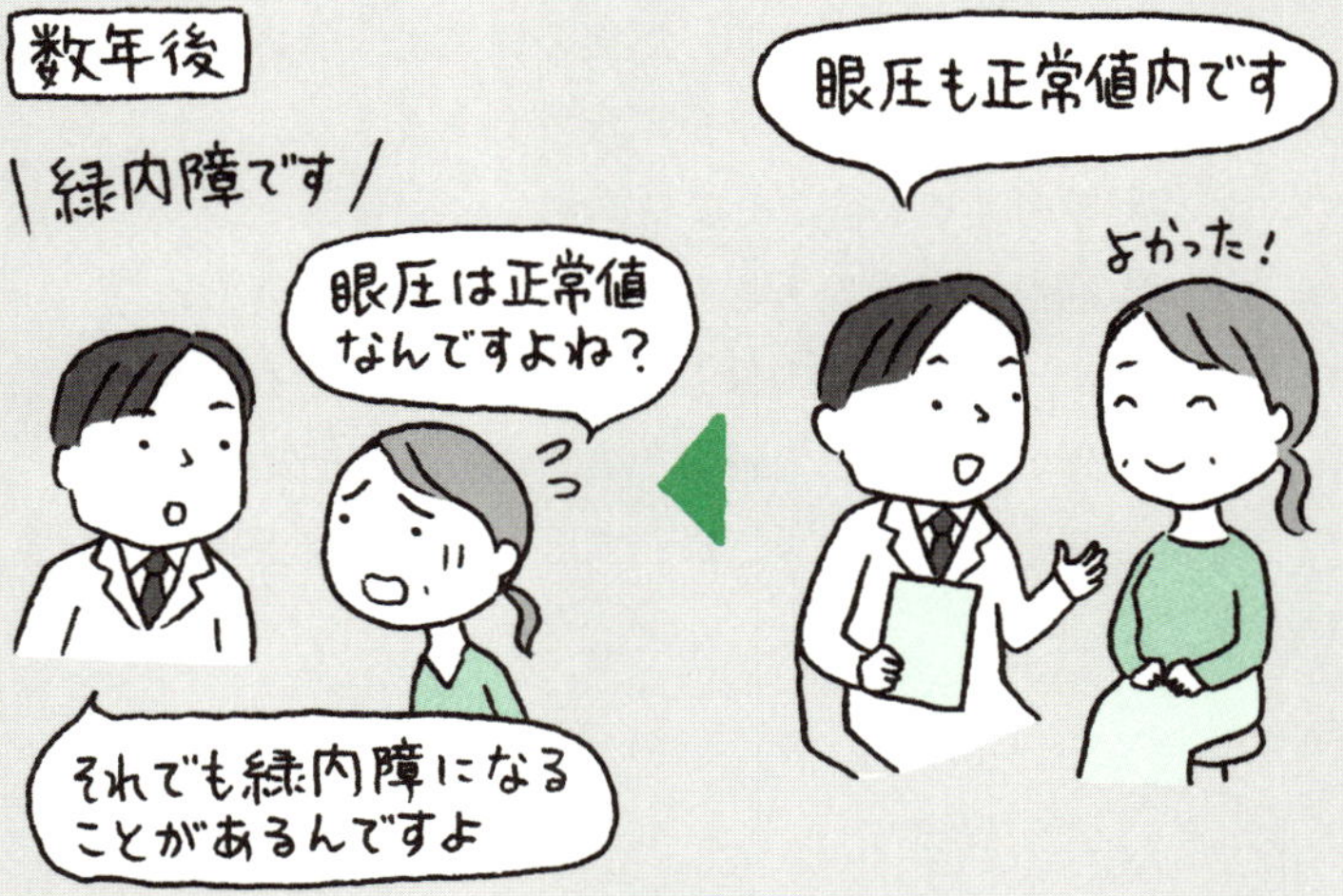

眼圧も正常値内です
よかった！
数年後
緑内障です
眼圧は正常値なんですよね？
それでも緑内障になることがあるんですよ

Column 4

緑内障を気にしすぎてしまう人も少なくない

緑内障の患者さんの中には、眼圧検査の結果が少しでも高いと、それが気になって心配しすぎてしまう人がいます。視野の欠けが進行していないかが気になり、毎日何度も片目を閉じて見え方を確認している人もいます。

こういったやや神経質な人の性格は「緑内障気質」と呼ばれています。病気の性質上、そのような気質になることは十分に理解できますが、そればかり考えると苦しくなります。

定期通院と点眼をきちんと守り、それ以外の時間はよい意味で緑内障を忘れて過ごすことも重要だと思います。緑内障のことを理解し、仕事や生活パターンを変えず、焦らず過ごすことが重要です。

第4章

習慣 4

ストレスを下げる

瞑想などで気持ちを
落ち着かせる

ストレスは緑内障にも悪影響があるのですか？

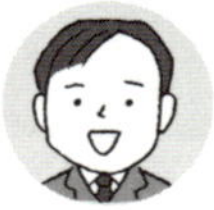

ストレスにより自律神経系のバランスが崩れることによって、視神経への血流が悪くなり、悪化の要因となることがあります。

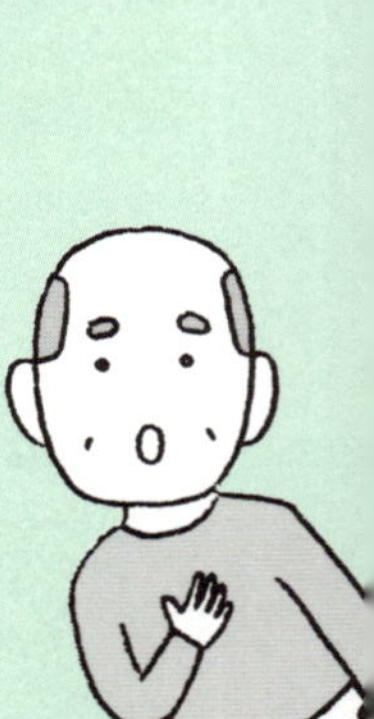

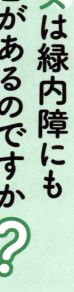

ストレスはさまざまな病気の原因になります。目に対してもドライアイや黄斑変性症、糖尿病網膜症などに影響を及ぼしますが、緑内障にも関係があります。そのため、仕事や日々の生活でストレスをため込まないように注意したいところです。

過度のストレスが加わり、その状態が続いていると、臓器のはたらきをコントロールしている自律神経に影響します。自律神経には交感神経と副交感神経があり、お互いがバランスをとりながらはたらいています。活動するときや緊張したときには主に交感神経がはたらき、リラックスしたり休息したりするときには主に副交感神経がはたらきます。

そのため、基本的に日中は交感神経が優位になり、夜間は副交感神経が優位になるということが繰り返されます。ところが、ストレスの加わった状態が続いていると、ストレスホルモンとも呼ばれるコルチゾールが分泌され、自律神経のバランスが崩れて夜間も交感神経優位の状態が続いてしまいます。

交感神経が優位になると、全身の血管が収縮します。目の血管は全身の中でもとくに細いので、交感神経優位の状態が続くことで、視神経細胞の血流不足が起き、それにより血液循環が悪くなり、緑内障に悪影響を及ぼすと考えられています。正常眼圧緑内障は眼圧以外に周辺の血液循環の悪化なども影響していると考えられており、とくにストレスの影響を受けやすいとされています。

社会生活の中でストレスを完全に避けるのは難しいかもしれませんが、影響を抑えることならできます。**適度な運動を行うのもよいですし、映画を観たり、カラオケで歌ったりするのもよいでしょう。**私生活に制限が出れば出るほど、それがまたストレスになります。緑内障だからといって生活を制限する必要はありません。

ストレスが解消されれば、眼圧も下がるのですか？

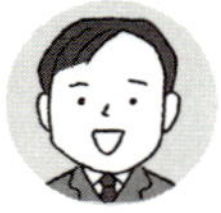

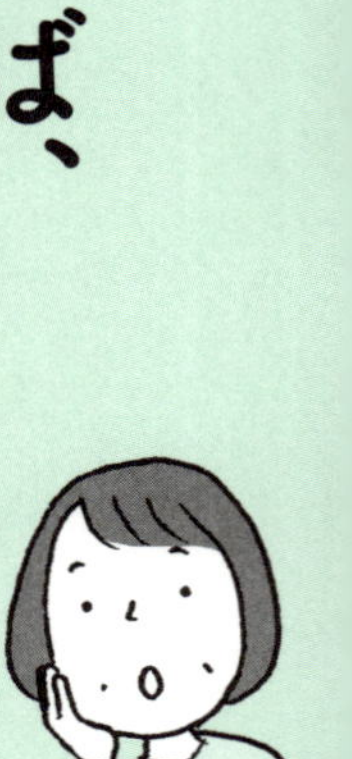

マインドフルネス瞑想で、眼圧が5mmHg下がったという研究結果が報告されています。血圧低下、不安やうつ病の軽減などの効果もありました。

インドで行われた緑内障に関する興味深い研究の結果が報告されています。試験の対象となったのは、緑内障の治療を行っている患者さん90人。この人たちをランダムに45人ずつの2グループに振り分け、一方のグループには、目薬による治療とマインドフルネス瞑想（▼詳しくは108ページ）を行ってもらいました。そして、もう一方のグループには、目薬による治療のみが行われました。

マインドフルネス瞑想は毎日45分間行い、21日間続けました。その後、両グループの患者さんたちの眼圧を調べてみると、**目薬とマインドフルネス瞑想を行ったグループは、目薬だけのグループに比べ、眼圧の平均値が5㎜Hgも下がっていました。眼圧が25%も下がったことになります。**かなり大幅な眼圧の低下が起きていました。眼圧以外に、血圧の低下、不安やうつ病の軽減といった効果も表れていました。

リラックスすること、ストレスを感じないことについて、健康へのメリットはもちろん、眼圧を下げて緑内障の進行を抑える効果がある可能性があります。

眼圧が下がった要因として、マインドフルネス瞑想を行うことで、ストレスが軽減したことが関係しているのではないかと考えられています。ストレスが軽減することで、副交感神経というリラックスする神経のはたらきが優位になります。**それにより、ストレスが加わることで増えるコルチゾールなどのホルモンの分泌が減り、眼圧に影響が表れたのだろうと考えられています。**

ただし、マインドフルネス瞑想を行うことで眼圧が下がるとしても、それによって目薬が必要なくなるわけではありません。その点は誤解しないでください。

眼圧も下がるという マインドフルネス瞑想とは どのようなものですか？

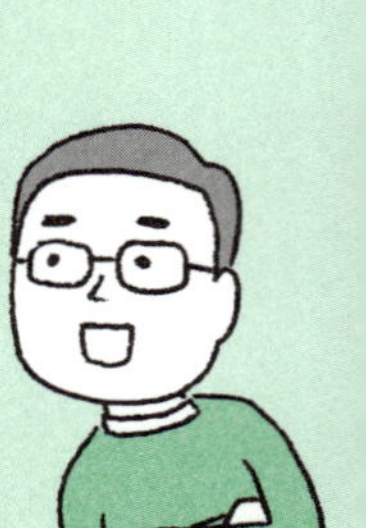

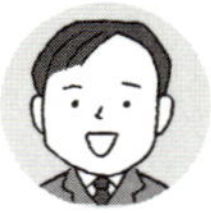

目の前のことに集中した状態で、呼吸に意識を向けながら行う瞑想が「マインドフルネス瞑想」です。スキマ時間で実践してみましょう。

私たちは今この瞬間を生きているようでいて、実は過去や未来にとらわれている時間があります。とくに過去の失敗や未来の不安に心が向くと、今以外のことを考える時間が長くなります。そのような〝心ここにあらず〟の状態がストレスの増幅になることも。

マインドフルネスとは、こうした〝心ここにあらず〟の状態から抜け出し、目の前にある〝今〟に集中している心の状態をいいます。そして、呼吸を意識することで、今に意識を向ける瞑想を**マインドフルネス瞑想**と呼んでいます。やり方は次の通りです。

①姿勢を整える

静かな場所で、姿勢を整えます。余分な力が抜けて、自分がリラックスできる姿勢を探してください。イスに座った状態でも、床に座った状態でも、立った状態でも、横たわった状態でもかまいません。リラックスして体を安定させ、目は軽く閉じます。

②深呼吸して呼吸を整える

4秒ほどかけて鼻から息を吸い込み、5～8秒かけて口から息を吐くという呼吸を行います。そして、自分の体がしている呼吸を感じとるようにします。

③呼吸に意識を向ける

呼吸だけに意識を向けます。息を吸っているときには、息を吸っていることだけに意識を向け、息を吐いているときには、息を吐いていることだけに意識を向けます。

④ほかのことは気にしないようにする

呼吸に集中していても、ほかのことが思い浮かんでしまうことはあります。そのようなときには、「これは雑念……」と受け入れ、そのまま流します。そして、再び呼吸に意識を向け、今の自分に心を集中させます。

⑤ゆっくりと意識を解放して終了

一定の時間が過ぎたところで、呼吸に集中させていた意識を解放し、だらりと全身の力を抜いて、マインドフルネス瞑想を終了します。

緑内障の人はステロイド反応性が高いとされています。ストレスはコルチゾール（ステロイド性のホルモン）の放出を促して、眼圧の上昇を引き起こすおそれがあります。ストレスを減らすことができれば、コルチゾールのレベルを下げ、それにより眼圧を低下させられる可能性があります。ただし、毎日45分間となると、実際に行うのはなかなか難しいでしょう。行えるのは、1日5分程度というところでしょうか。

緑内障で目薬による治療を受けている人なら、点眼時にマインドフルネス瞑想を行うのもおすすめです。薬を十分に効かせるために、点眼後はしばらく目を閉じていたほうがよいです。点眼後すぐにまばたきをすると、目薬が目の外に流れるのでよくありません。この時間をマインドフルネス瞑想にあててみてはどうでしょうか。

目薬による効果が十分に得られ、ストレスを軽減するマインドフルネス瞑想の効果も期待できるという一石二鳥の方法といえます。

マインドフルネス瞑想の方法

1 姿勢を整える

静かな場所で、目を軽く閉じ、リラックスできる姿勢を整える。

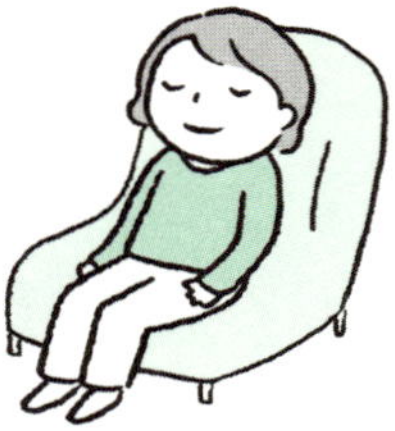

2 深呼吸して呼吸を整える

４秒ほどかけて鼻から息を吸い込み、５～８秒かけて口から息を吐く。この呼吸を繰り返す。

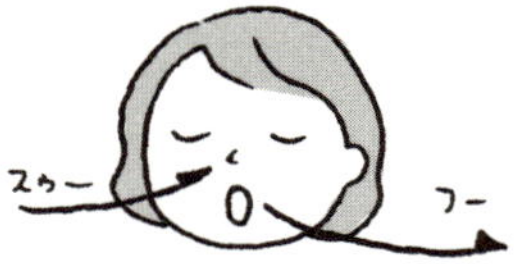

3 呼吸に意識を向ける

息を吸っているときも、息を吐いているときも、その呼吸だけに意識を向ける。

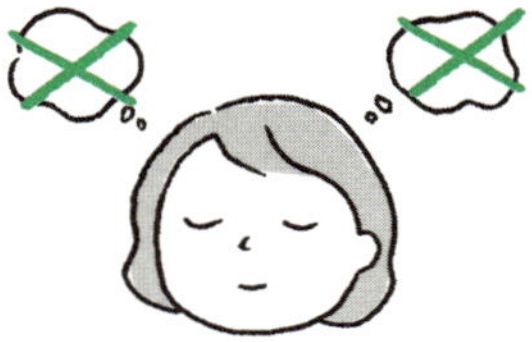

4 ほかのことは気にしないようにする

余計なことが思い浮かんだら、それを受け入れ、そのまま流す。再び呼吸だけに意識を向ける。

5 ゆっくりと意識を解放して終了

一定の時間が過ぎたら意識を解放し、だらりと全身の力を抜いて終了。

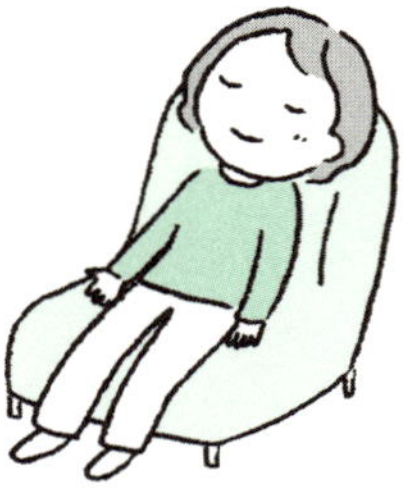

Column 5

乳頭部の出血は緑内障進行のサイン

眼底検査を行っていると、視神経が集まった乳頭部からの出血が見つかることがあります。この乳頭出血は日本人に多い正常眼圧緑内障との関連が強く、緑内障の発症や進行の重要な危険因子として知られています。また、一度出血し、消えても再発することが多いことも特徴です。

乳頭出血をまれに飛蚊症として自覚する人もいますが、通常は自覚症状がないため、眼科医が眼底検査を行うか、人間ドックで眼底写真を撮る際に偶然見つかります。何度も繰り返す場合、緑内障の治療が不十分（眼圧が下がりきっていない）とも考えられるので、より積極的な緑内障の治療が必要になることもあります。

第5章

習慣5

生活習慣病にアプローチする

高血圧や糖尿病などを管理する

糖尿病は、緑内障に悪い影響を及ぼしますか？

糖尿病があると、たとえ血糖コントロールがよくても、緑内障にかかりやすくなります。糖尿病が進行すると、難治性の緑内障を発症することもあります。

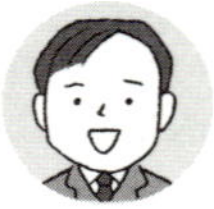

糖尿病は血液中の糖分が多いことで、全身の血管が傷ついていく病気（血管病）です。高血糖が長期間にわたって続くと、体の細い血管から障害されていきます。とくに細い血管が集中している神経、目、腎臓は合併症が起きやすく、**神経（糖尿病神経障害）→目（糖尿病網膜症）→腎臓（糖尿病腎症）の順に症状が出てきます。**これを「糖尿病の三大合併症」と呼び、頭文字をとって〝しめじ〟といわれたりしています。

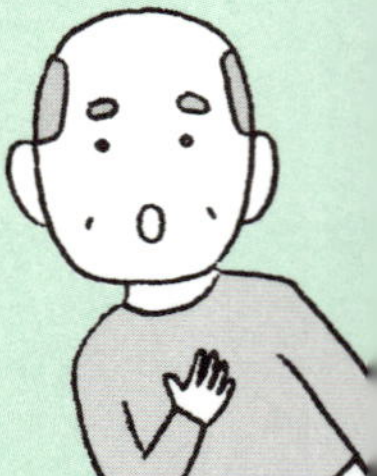

目に対しては、糖尿病網膜症が重症化することで、**血管新生緑内障**という難治性の緑内障を引き起こすおそれがあります。糖尿病網膜症とは、血糖値が高いことで網膜の血管がダメージを受け、網膜に十分な酸素や栄養を送れなくなる病気です。この状態になると、不足した酸素を補うために、目の中に新生血管という血管が増え始めます。新生血管はもろくて弱いため、破れて出血を起こすことがあります。

新生血管が増えることで、房水の出口である隅角がふさがれることがあります。こうして起こるのが血管新生緑内障です。**房水は新たにつくられる量と隅角から排出される量のバランスで、眼圧を調節しています。そのため、隅角がふさがれて房水を排出できなくなると、眼圧は急激に高くなります。眼圧は10〜21㎜Hgが正常値ですが、50〜60㎜Hgまで一気に上がることもあるほどです。**

血管新生緑内障は難治性で、薬でも、レーザー治療などを行っても、眼圧はなかなか正常値までは下がりません。眼圧が非常に高い状態が続くので、視野の欠けも一気に進み、数ヵ月後には失明に至るケースもあるほどです。

こうした事態にならないようにするために糖尿病の人はきちんと治療を受け、血糖値を適正にコントロールしておくことがとても大切です。

高血圧が緑内障を悪化させることはありますか？

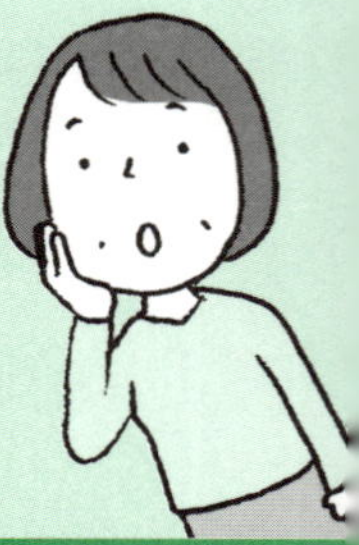

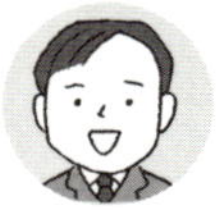

血圧が高くなると、それにともなって眼圧も高くなると思われがちですが、基本的に血圧と眼圧には、相関関係がほとんどありません。

緑内障の患者さんから、「私は血圧が高いから眼圧が高いのでしょうか」という質問をよく受けます。血圧の高さや高血圧治療の内服薬の数は、緑内障の発症やリスクとは関係ないとされています。**血圧が高くても房水の量が増えないようなしくみが目には備わっていますので、眼圧が上昇し、緑内障に影響するという心配はありません。**

とはいえ、高血圧は動脈硬化などの原因となりますので、適切な治療が必要です。高血圧

網膜中心静脈閉塞症の眼底写真（イメージ）

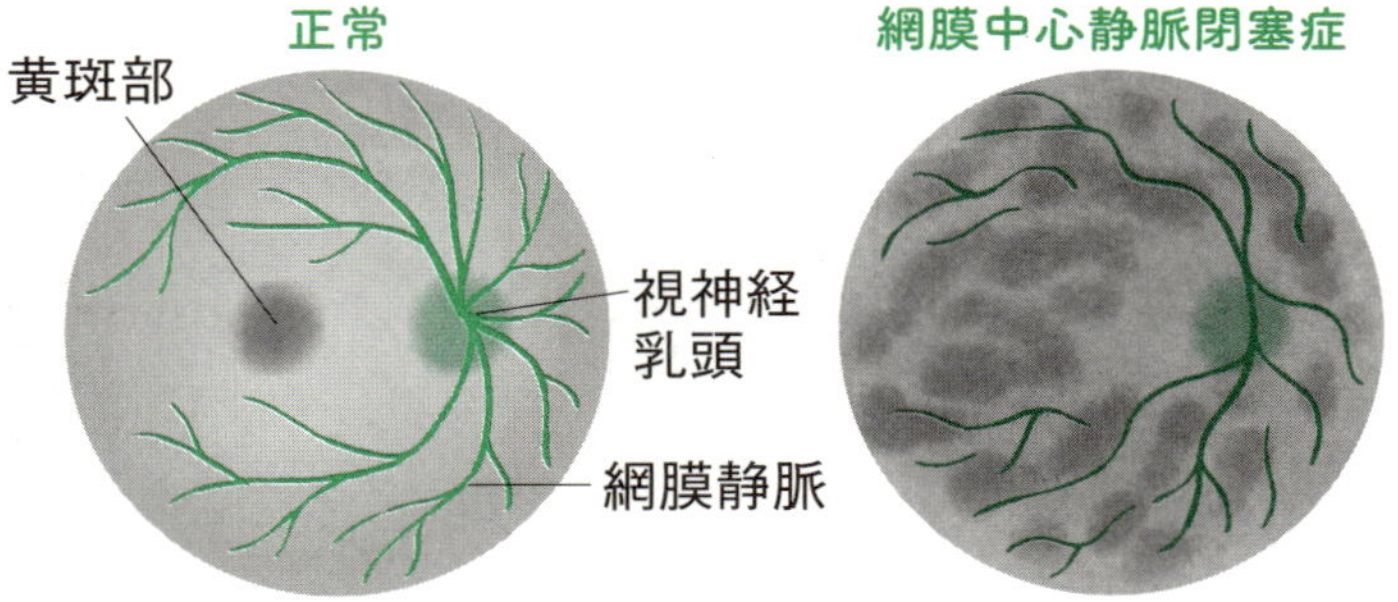

網膜静脈が細くなったり詰まったりすることで、眼底の広範囲での出血や、黄斑部での浮腫が起こる。

による動脈硬化が原因で網膜の血管が細くなったり、詰まって出血したりする病気に**網膜《もうまく》中心静脈閉塞症《ちゅうしんじょうみゃくへいそくしょう》**があります。眼底に広く出血したり、網膜の中心部（黄斑部）に浮腫が起こったりして視力低下を引き起こします。

さらに血管の閉塞が進み、網膜内の血液循環が悪くなると、酸素や栄養をとどけるために新しく異常な血管（新生血管）がつくられます。新生血管にはもろく、破れやすい特徴があります。新生血管が隅角にまで及ぶと、糖尿病と同じく眼圧が急激に上昇する血管新生緑内障を発症させます。最悪の場合には、失明に至ります。頻度としてはまれですが、とり返しのつかないことにならないよう、血圧の管理も心がけてください。

高血圧の場合、降圧剤を服用していれば安心ですか？

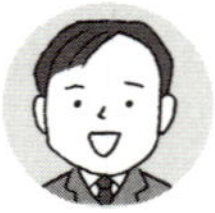

血圧の下がりすぎには気をつけてください。極端な低血圧は、緑内障のリスクとなる場合があります。

高血圧の治療では、降圧剤が使われることがあります。生活習慣病の治療では、減塩などの食事療法、運動、ストレスの解消など、まずは生活習慣の改善に取り組みます。しかし、そうした治療で十分に血圧が下がらない場合に、降圧剤を使って血圧を下げることになります。血圧の高い状態を解消しておくことが、動脈硬化の進行を抑え、脳卒中や心筋梗塞など命に関わる病気を予防することにつながるからです。

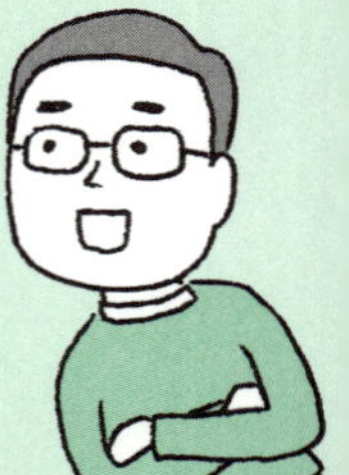

ただし、降圧剤を服用している人は、血圧が適正にコントロールされているかどうかに注意を払う必要があります。降圧剤の服用後に、血圧が下がりすぎていることはないでしょうか。血圧が極端に低くなると、目に十分な血液を供給することができません。血圧は低ければよい、というわけではないのです。

緑内障に関しては、収縮期血圧（上の血圧）が108㎜Hgを切っていると、緑内障が進行しやすいという研究結果も報告されています。血圧が下がりすぎると、目の細い血管で循環障害が起こり、視神経細胞に十分な血液を送れなくなることで緑内障の発症や進行のリスクとなる可能性があります。もともと低血圧の人は体が順応していますから心配する必要はありませんが、降圧剤を使ったあとでめまい、立ちくらみ、嘔吐などの症状が出る場合は注意が必要かもしれません。

血圧の下がりすぎを見逃さないために、できれば毎日、家庭で血圧を測定するとよいでしょう。血圧は季節でも変動することが知られていて、一般に冬は高くなり、夏に低くなる傾向があります。夏は体の熱を逃がすために血管が広がり、血圧が下がりやすくなります。**同じ量の降圧剤を服用していても、夏だけ血圧が下がりすぎてしまうこともあります。**高血圧に対する薬を内服されている人は注意してください。

緑内障治療を受ける場合、タバコはやめたほうがいいのでしょうか？

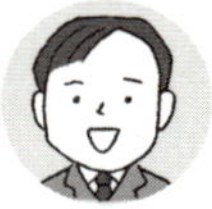

ニコチンが血管を収縮させて血流を悪くし、一酸化炭素が体内を酸素不足の状態にするため、視神経がダメージを受けます。できれば禁煙しましょう。

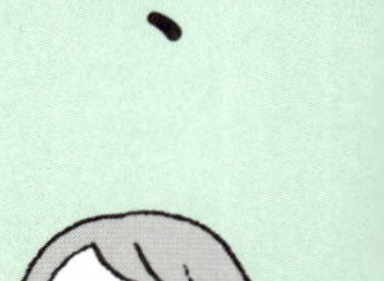

タバコの煙には多種類の有害物質が含まれていますが、緑内障に対してとくに問題となるのが**ニコチン**と**一酸化炭素**です。

ニコチンには、血管を強力に収縮させる作用があります。**ニコチンが交感神経を刺激することで血管が収縮されるのですが、その結果、全身の血液の流れが悪くなります。**目の血液循環も悪くなり、視神経細胞に送られる血液も減ってしまいます。

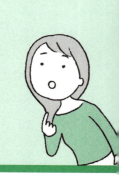

一酸化炭素は肺で血液中に入ると、酸素よりも優先的に赤血球と結合します。**赤血球は酸素を運ぶ役割を担っているのですが、一酸化炭素と結合することで、運搬できる酸素の量が減ってしまいます。そのため、体内が酸素不足の状態になります。**これも視神経細胞にダメージを与えることになります。

さらに、喫煙は動脈硬化の重大なリスク要因でもあります。喫煙することで悪玉コレステロールが増え、善玉コレステロールが減るため、血管壁に余分なコレステロールなどがついて動脈硬化が進行してしまいます。目の血管でも同様の変化が起こるため、やはり視神経細胞への悪影響が考えられます。

さらに喫煙の問題が複雑なのは、喫煙している本人だけでなく、周囲の人にも大きな害を及ぼす点です。喫煙者がタバコから直接吸い込む煙より、タバコから周囲に漂う副流煙のほうが多くの有害物質を含んでいます。自分がタバコを吸わなくても、家族が喫煙者なら、その影響を受けます。

喫煙する本人の健康はもちろん、いっしょに暮らす家族の健康を考えても、喫煙はやめたほうがよいでしょう。ぜひ禁煙に取り組んでください。

肥満が緑内障に悪影響を及ぼすことはありますか？

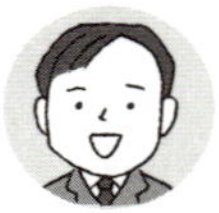

肥満度が高くなるほど眼圧も高くなる傾向がありますし、生活習慣病の原因にもなります。肥満しているなら、減量しましょう。

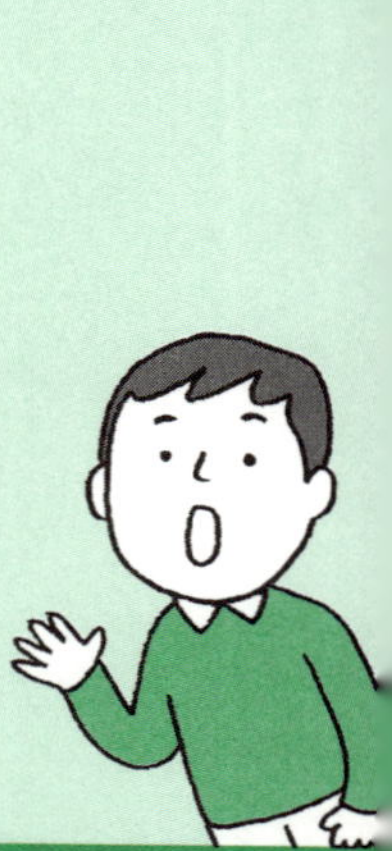

肥満していると眼圧が高くなりやすいことを示す報告もされています。1万8000人余りを対象としたイスラエルの研究で、BMI（肥満指数）と眼圧の間には正の相関があり、**BMIが高くなるほど（肥満しているほど）、眼圧が高くなると報告されています**。これは緑内障の患者さんではなく、一般の人を対象にした研究ですが、肥満が眼圧上昇のリスクとなる可能性があります。

肥満しているとどうして眼圧が高くなるのか、はっきりしたことはわかっていませんが、考えられるのは房水の排出が悪くなることです。目から排出された房水は静脈に入り、首を通って心臓へともどっていきます。**肥満している人はこの通り道が圧迫されやすく、流れが滞ってしまうため、目からの房水の排出が妨げられやすくなります。そのため、眼圧が上がりやすくなるのではないかと考察されています。**

肥満している人はそれだけでも動脈硬化が進行しやすいですし、高血圧や糖尿病、脂質異常症などを合併している人も多くいます。動脈硬化などによる血流障害が起きやすくなっていて、それが緑内障を進行させるリスクにもなります。

また、睡眠時無呼吸症候群の患者さんは太っている人が多いです。肥満の人は、のどへの脂肪沈着が増えるために空気の通りが悪くなるからです。睡眠時無呼吸症候群は緑内障のリスクを高めることで知られています。

緑内障の進行をできるだけ遅らせるためにも、さまざまな生活習慣病を引き起こさないためにも、減量に取り組むようにしましょう。

歯周病が緑内障を進行させるというのは本当ですか？

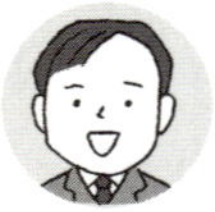

歯周病による歯茎の炎症をきっかけに、炎症物質や歯周病菌が全身をめぐることで、緑内障につながる可能性が報告されています。

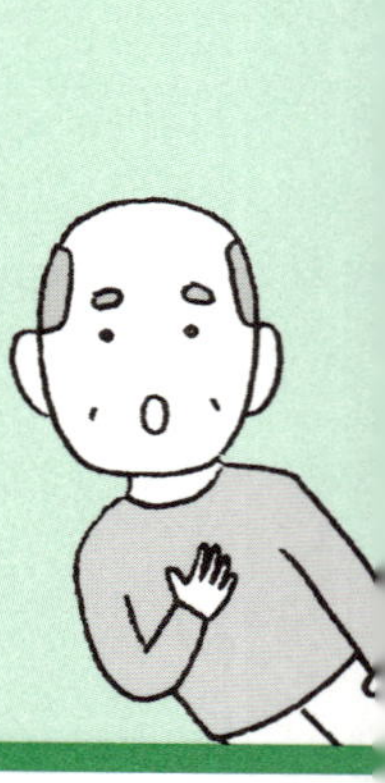

歯周病とは、細菌の感染が原因となる炎症性の病気です。歯肉が炎症を起こして腫れたり、歯を支えている骨が溶けたりします。歯と歯肉の間に溝（歯周ポケット）ができ、その中で細菌が増えて炎症を広げていきます。歯周病があると、炎症が起きている部位で炎症性のサイトカインや内毒素が大量に発生し、これらが血流に乗って全身に運ばれていきます。それによって、全身にさまざまな影響が及ぶことがわかってきました。

よく知られているのが糖尿病、脳梗塞、心筋梗塞や狭心症との関係です。歯周病があると糖尿病が悪化しやすく、動脈硬化も進行しやすくなるため、脳梗塞、心筋梗塞、狭心症などを引き起こします。さらに、アルツハイマー型認知症の発症に関わっていることもわかってきました。

歯周病は、緑内障にも影響を及ぼします。メカニズムについては、まだはっきりしたことはわかっていませんが、**歯肉の炎症部分で放出された炎症物質が血液中に入り、それが視神経に炎症を起こすのではないかと考えられています。また、房水の排出口である隅角のこまかな構造に影響があるのではないかともいわれています。**視神経がダメージを受ければ視野の障害が進みますし、隅角に炎症が起きて房水の排出が悪くなれば、眼圧が上昇する可能性があります。

緑内障の進行をなるべく抑えるために、**通常のブラッシングに加え、歯間ブラシやフロスも使って、口の中の衛生状態をよい状態に保つようにしましょう。**また、定期的に歯科医院に通い、定期検診を受けることもおすすめです。

緑内障の人が注意すべき内服薬はありますか？

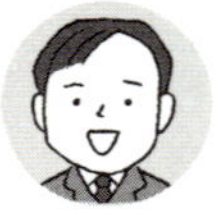

閉塞隅角緑内障の人は、抗コリン作用のある薬で眼圧が上昇することがあります。抗コリン作用のある薬は風邪薬、胃腸薬、アレルギー薬などに含まれています。

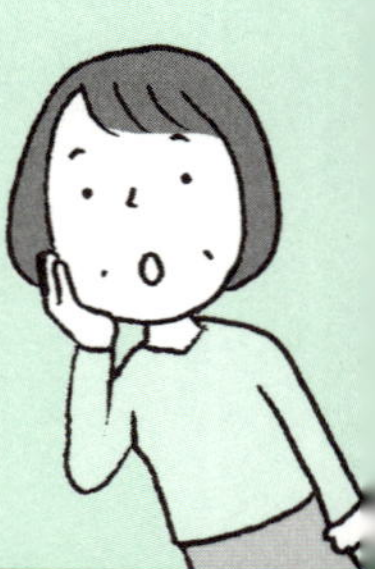

緑内障の人が注意すべき薬は、**抗コリン作用**を持つ薬です。抗コリン作用とは、副交感神経のはたらきを亢進《こうしん》させるアセチルコリンのはたらきを抑制する作用のこと。抗コリン作用を持つ成分は病院からの処方薬だけでなく、市販薬にも含まれている場合があります。抗コリン作用の成分を含む市販薬は、ブチルスコポラミン臭化物やチキジウム臭化物（胃腸薬）、ベラドンナ総アルカロイド（風邪薬）、プロピベリン塩酸塩（頻尿症）、ロート

エキス（下痢止め）など数多く存在します。副交感神経のはたらきを抑えると、分泌系のはたらきが抑制されます。鼻水を止めたり、腸の過剰な動きを抑えたり、下痢を止めたりする作用があります。

抗コリン作用のある薬で眼圧が上昇する可能性があるのは、緑内障の中でも閉塞隅角緑内障です。閉塞隅角緑内障は房水を排出する部位である隅角が狭くなっているため、房水が排出されにくいことで眼圧が高くなります。

抗コリン作用には、瞳を広げる作用があります。隅角が元から狭い人は、瞳が広がることによってさらに狭くなり、急激に眼圧が上昇する可能性があります。これを**急性緑内障発作**といいます。**急性緑内障発作は一晩で失明する可能性があるこわい緑内障です。**市販薬を飲んだあとに目がかすんで見えたり、頭が痛くなったりしたことはないですか。思い当たる人は注意が必要です。

もともと隅角が広い開放隅角緑内障の人は、抗コリン作用のある薬を服用しても問題ありません。日本人の緑内障の7割ほどを占める正常眼圧緑内障の人も、隅角は狭くないので心配ありません。閉塞隅角緑内障は、もともと視力がよかった人や遠視がある人に多い傾向があります。ぜひ緑内障のタイプを確認しておきましょう。

緑内障治療用以外の目薬を使っていても問題ありませんか？

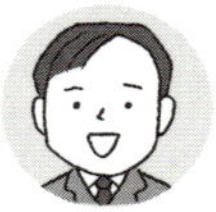

ステロイドの目薬には注意が必要です。アレルギー性結膜炎やぶどう膜炎の治療などで使用することがあり、それにより眼圧が上がることがあります。

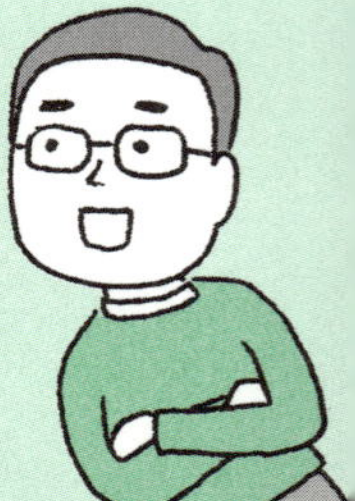

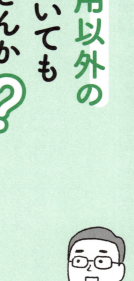

ステロイドが含まれている目薬を長期間使っていると、眼圧が上がることがあるので、緑内障の人は気をつけてください。

ステロイド入りの目薬は、炎症を抑える作用にすぐれているため、ぶどう膜炎（虹彩《こうさい》、毛様体《もうようたい》、脈絡膜《みゃくらくまく》に炎症が起きる病気）の治療で使われるほか、アレルギー性結膜炎の治療でも使われることがあります。

アレルギー性結膜炎の治療では、一般的には抗ヒスタミン薬の目薬が使われます。しかし、症状がひどくなってからだと、なかなか十分な効果が得られないことがあります。ステロイド入りの目薬には即効性があり、炎症がすみやかに解消されます。治療薬として、切れ味がいいのが特徴です。そのため、患者さんから「ステロイド入りの目薬を使いたい」と希望されることも少なくありません。

しかし、ステロイド目薬を使っていると眼圧が上がることがあるので、長期間使う場合には、定期的に眼圧をチェックする必要があります。

ぶどう膜炎では長期間の使用がやむを得ない場合がありますが、アレルギー性結膜炎の場合、なるべくステロイド目薬を使わなくていいようにすることも大切です。

たとえば花粉が原因であれば、花粉が飛散する2週間ほど前からアレルギー用の目薬を使っておくことで、初期症状のかゆみが抑えられますし、ピーク時の症状も軽くすることができます。そうすることで、作用の強いステロイド目薬を使わなくても、十分に症状を抑えることができる可能性が高まります。

緑内障あるある

ケース 3

40代で治療を中断して、再受診したときには末期だった…！

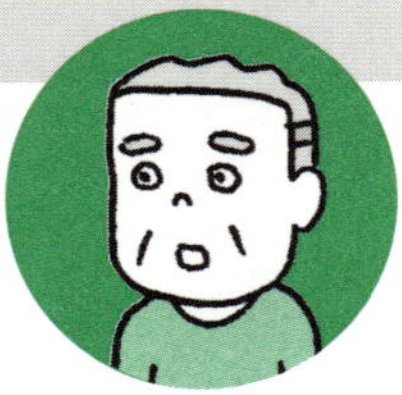

Cさん（66歳・男性）

（通院・治療歴）

40代後半で緑内障と診断され、治療を始めたが、1年半で中断。定年退職後に視力が低下し、再び治療を開始した。

ケース紹介

Cさんは、48歳のときに緑内障と診断されました。このときは初期で自覚症状はありませんでした。

目薬による治療を開始しましたが、仕事の忙しさなどもあって1年半ほどで中断。その後はとくに困ることもなかったのですが、**定年退職したころから物が見づらくなり、眼科を受診すると、末期の緑内障と診断されました。**

なぜ？
どうなった？

目薬による治療が継続できなくなる理由として、もともと自覚症状がなく、目薬でよくなっている実感が得られないばかりか、目がゴロゴロするもの、充血の作用があるものなどがあり、治療を継続するモチベーションを維持しにくいことが挙げられます。

加えてCさんの場合、当時は仕事が忙しく、通院に時間をとられるのも苦痛でした。治療中断後もとくに困ることはなかったため、緑内障を放置してしまったのです。

再び眼科を受診したときには視野障害が進み、視力も低下していました。今後の治療で失明をまぬがれたとしても、不自由な生活が続くことになります。

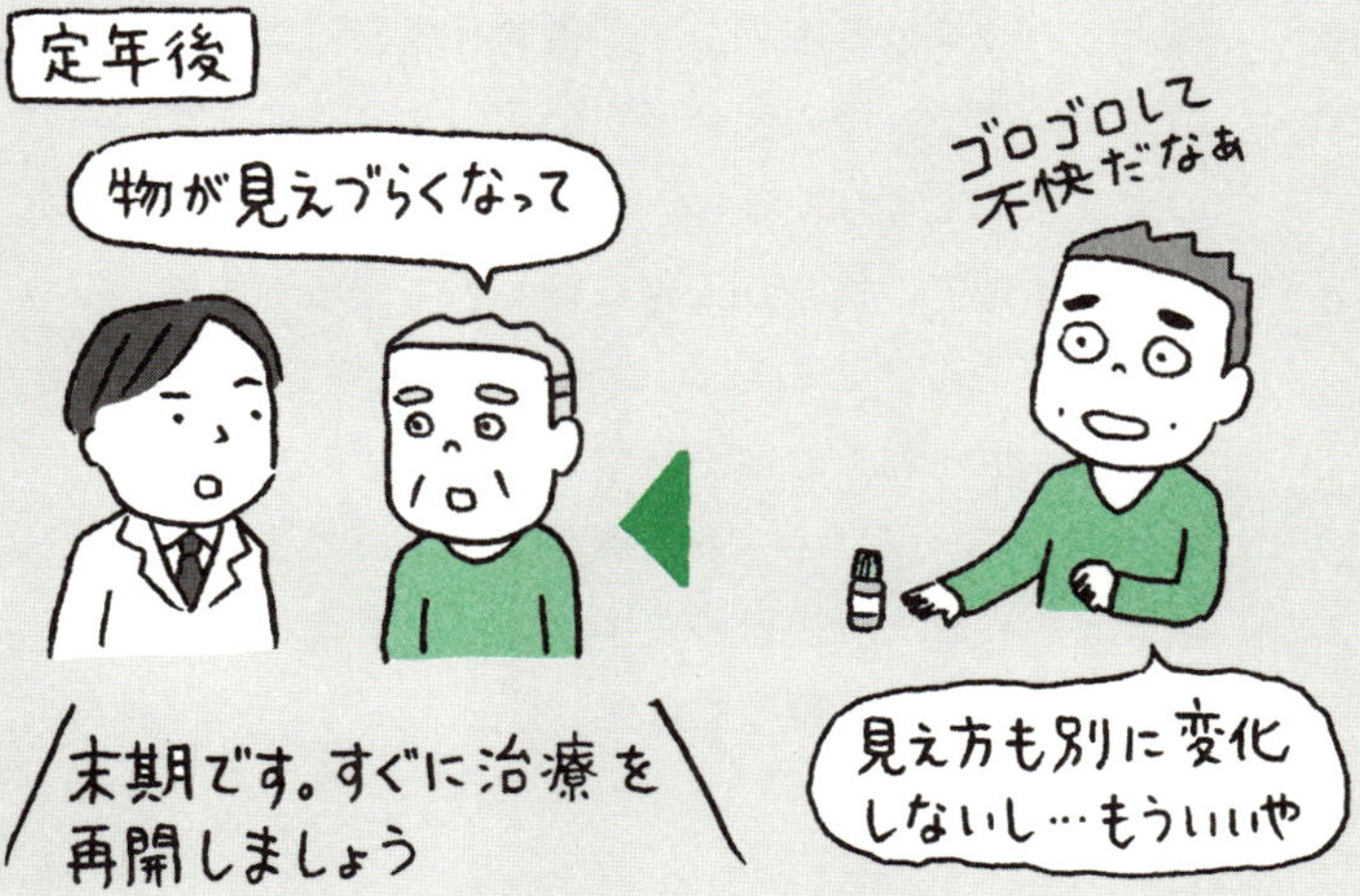

ゴロゴロして不快だなあ
見え方も別に変化しないし…もういいや
定年後
物が見えづらくなって
末期です。すぐに治療を再開しましょう

\ Column 6 /

視野検査は すべて見えていたら失敗

視野検査は視野の欠けがあるかどうかを調べるものです。視野検査の結果はグレースケールで表され、視野の欠けた部分は黒く表示されます（▶P.181）。

しかし、視野の欠けがまったくない場合でも、片目に1ヵ所、黒い点が現れます。「マリオット盲点」と呼ばれるものです。視神経乳頭には視細胞がないので、その部分が黒い点になります。この黒い点は正常の人でも必ずつきます。

視野検査では検査が正確に行われているかを確認するために、この盲点にも光刺激を与えます。しかし、目が動くと本来気づけないはずの光刺激に反応して、マリオット盲点がつかない不正確な結果となります。視野検査中は気づいてはいけない光があることを知っておきましょう。

第6章

習慣⑥

目薬を適切に使う

効果を十分に引き出す使い方

目薬を使っても、見え方に変化がありません。効いているのですか？

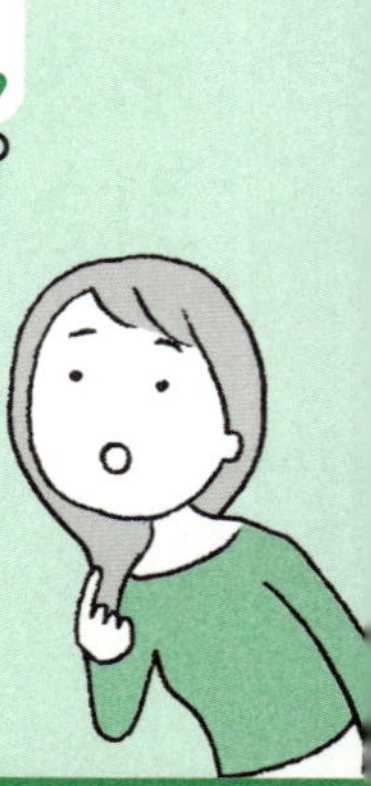

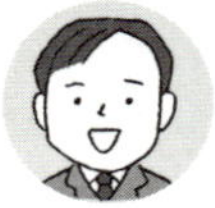

目薬をさしても実際の見え方に変化が出るわけではないので効果を実感しにくいですが、治療を続けていれば進行を食い止める可能性が高まります。

緑内障の治療で唯一エビデンス（治療の根拠）が確認されているのが、眼圧を下げる治療です。緑内障の人の多くが、目薬で眼圧を下げる治療に取り組むことになります。

ここでよく耳にするのが、「効果が実感できない」という患者さんの声です。もともと緑内障はかなり進行しなければ、視野が欠けるなどの自覚症状はありません。また、眼圧が多少高くても、やはり自覚症状はありません。

そのため、数値として眼圧が下がるという効果が表れていても、患者さん自身がそれによる効果を実感できないということが起きます。

目薬を使うことで目標値まで眼圧が下がっていれば、緑内障の進行を抑える効果があるといえますが、効果が実感できないために点眼をやめてしまう人がいます。

緑内障の目薬に副作用があることも、それに追い打ちをかけます。よくなっている実感がないのに、目がゴロゴロする、充血する、目のまわりの皮膚が黒ずむといった副作用が出てくることもあって、治療を途中でやめてしまう人がとても多いです。国内の調査によると、治療を始めてから2年間のうちに40％の人が中断すると報告されています。

しかし、目薬をやめて緑内障が進行してしまうと、その間に失われた視野はもう回復しません。一般的に緑内障の進行は初期こそゆるやかですが、末期になると速くなります。あとで後悔しないためにも、点眼をやめないでください。

目薬を使うようになって、眼圧が目標値まで下がっているのであれば、たとえ見え方に変化がなくても、治療の効果はしっかりと表れていることになります。それによって、将来起こったかもしれない視野欠損や失明といった事態を防ぐことができます。

目薬を毎日さしても眼圧が下がりません。どうしたらよいですか？

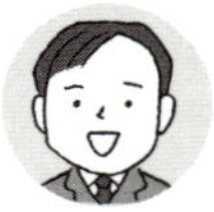

目薬のさし方に問題がある可能性があります。家族など周囲の人に、点眼するのを頼んでみましょう。しっかりと目に入っているか、第三者に確認してもらうのもよいでしょう。

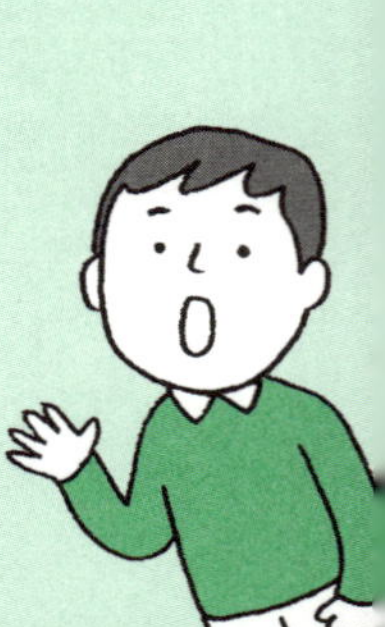

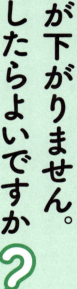

医師が処方した目薬を使っていても、ねらいどおりに眼圧が低下しない場合があります。この場合にまず考えるべきは、目薬をきちんと点眼できているのかどうかです。内服薬でしたら、患者さんが「毎日服用している」といっていれば、薬は投与されていると考えることができます。しかし目薬の場合、患者さんが「ちゃんとさしている」といっていても、正しくさせていないおそれがあります。内服薬と違って目薬はさし方で目薬

の効果が十分に発揮されない場合があります。

とくに高齢の人の場合には、そういったことを疑ってみる必要があります。**本人はちゃんと目薬をさしているつもりでも、薬液がずれて目に入っていないのに、さした気になっていたということがあります。**決して、めずらしいことではありません。

目薬を上手にさせない理由はさまざまです。

まず目をきちんと開いていなければ薬液は入りませんし、リウマチなどの病気で手を器用に動かすことができず、うまく点眼できない人もいます。

緑内障が進行して視野の欠けや視力の低下などがあると、目薬の容器の先がよく見えず、そのためにうまく入れられないということもあります。認知症があると、もはやご本人による目薬の管理は困難でしょう。家族による管理に変えた途端、眼圧が下がることもめずらしくありません。

目薬をさしているのに眼圧が下がらない、何種類かの目薬を試したが眼圧が下がらない場合には、家族など周囲の人に目薬をさしてもらうとよいでしょう。第三者に目薬をさしてもらい、薬液が目に入ったかどうか確認してもらえば確実です。**家族にさしてもらうようになって眼圧が下がったことで、緑内障手術をせずに済んだ人も実際にいます。**

1日1回の点眼を2回に増やせば、効果が上がりますか？

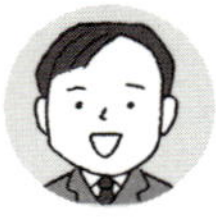

指示された回数以上に目薬をさすと、眼圧の下がり方は逆に悪くなってしまい、副作用は増します。決まった回数を守ってください。

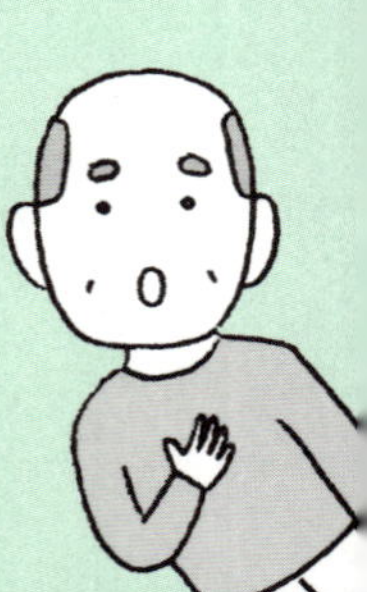

緑内障の治療で使われる目薬には、1日1回点眼するものや1日2回点眼するものなどがあります。1日1回の目薬は、翌日まで効果が持続するため、1回の点眼でよいとされているわけです。

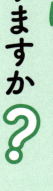

ところが、患者さんの中には、「1日に1滴点眼するだけでは物足りない」「効いている気がしない」「もっと効果を高めたい」ということで、1日に2回以上点眼してしまう人

がいます。治療に積極的なのはいいことですが、1日1回点眼すると決まっている目薬を自己判断で、1日2回に増やしてはいけません。

目薬の添付文書には、必要以上の量を点眼すると、効果が弱まって眼圧降下作用が低下してしまうということが書かれています。意味がないだけでなく、かえって治療効果を弱めてしまいます。

目薬をさす回数を勝手に変えると、副作用を増やしてしまうおそれもあります。緑内障の治療に用いる目薬は、市販されている通常の目薬と違い、いろいろな副作用がありま す。目がゴロゴロする、目が赤く充血する、周囲の皮膚が黒ずむ、異様にまつ毛が伸びるなどの副作用です。**1日1回でいい目薬を2回させば、それだけ副作用は大きくなります。**

つまり、1日1回の目薬を1日2回点眼している人は、治療効果を弱めながら、副作用だけ大きくしているおそれがあります。治療効果を高めるためにも、副作用に苦しまないためにも、点眼回数は守るようにしましょう。

目薬は1回に2〜3滴、黒目に当たるようにさしていますが、大丈夫ですか？

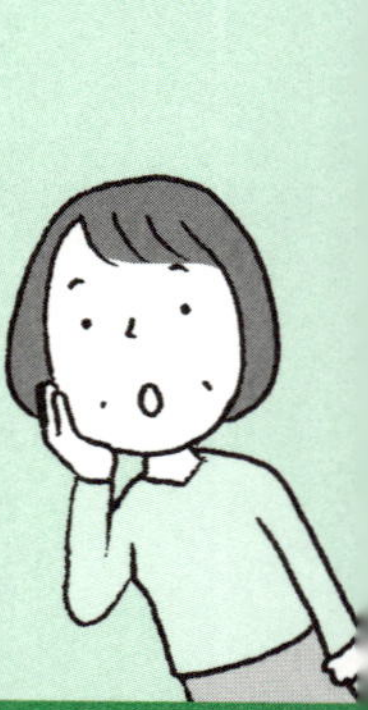

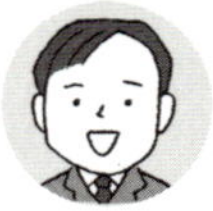

1滴で十分です。余分な目薬は、副作用を増やすリスクになります。黒目をねらうのは危険なので、引き下げた下まぶたに点眼しましょう。

目薬の1滴は0・04㎖。これはどんな容器に入った目薬でも変わりません。そして、目の中に入る目薬の量は、だれでもだいたい0・02㎖です。**つまり、目薬を1滴さしたとしても、半分くらいは目からあふれ出ます。だから目薬は1滴で十分です。**

ところが、多めに点眼したほうがよく効くような気がして、2〜3滴入れる人がよくいます。この場合、目には入るスペースがありませんから、2滴目以降はほとんどがあふれ出ることになります。

1滴目をさしたら目からあふれたので、ちゃんと入らなかったのだと思い、追加して点眼しているという人もいます。あふれたのは失敗したからではありません。目には半滴分の目薬しか入らないので、あふれ出て当たり前なのです。


副作用の点でもリスクが増えます。ドライアイ用の目薬のように、とくに副作用を気にしなくてよいものなら神経質になる必要はありません。しかし、緑内障の治療で使用する目薬の中には、何かしらの副作用を持ったものがあります。

たとえば、皮膚につくと色素沈着を起こし、目のまわりが黒ずむ目薬があります。この副作用を防ぐには、余分な目薬を目のまわりにあふれさせないことです。

また、全身に作用して、動悸やめまい、ぜんそく発作などの副作用を起こす目薬もあります。やはり無駄に点眼しないことが、副作用を防ぐことにつながります。

目薬は黒目部分に点眼する必要があると考えている人がけっこういますが、これも誤解です。黒目をねらって点眼するのは危険なので、むしろやめたほうがいいでしょう。点眼ボトルが黒目部分に当たると、傷ができてしまうことがあります。

下まぶたを下に引いたときに現れるまぶたの裏側、専門的には結膜嚢《けつまくのう》といいますが、ここに1滴入れるのが理想です。これで、目全体に目薬が行きわたります。

目薬の清潔を保つために、点眼するときには、容器の先端がまぶたやまつ毛に触れないように注意してください。目薬に細菌が入ってしまうからです。

うまく点眼できない人は、「**げんこつ法**」という点眼方法があります（▼左図）。

右手で目薬を持って点眼する人なら、左手でげんこつをつくります。上を向いて、げんこつの人差し指の第二関節あたりを点眼する目の下まぶたに当て、下に引きます。げんこつの小指側に、目薬の容器を持った手を乗せ、点眼します。

目薬を持つ手が支えられて安定しますし、間にげんこつが入ることで一定の距離を保つことができ、容器がまぶたやまつ毛に触れるのも防ぐことができます。

それでも上手に点眼できない人は、家族などほかの人にさしてもらうとよいでしょう。あるいは、市販されている**点眼補助具**を使ってみるとよいかもしれません。いろいろなタイプがありますが、点眼補助具を使えば、自分で正確に点眼することができます。

げんこつ法による点眼

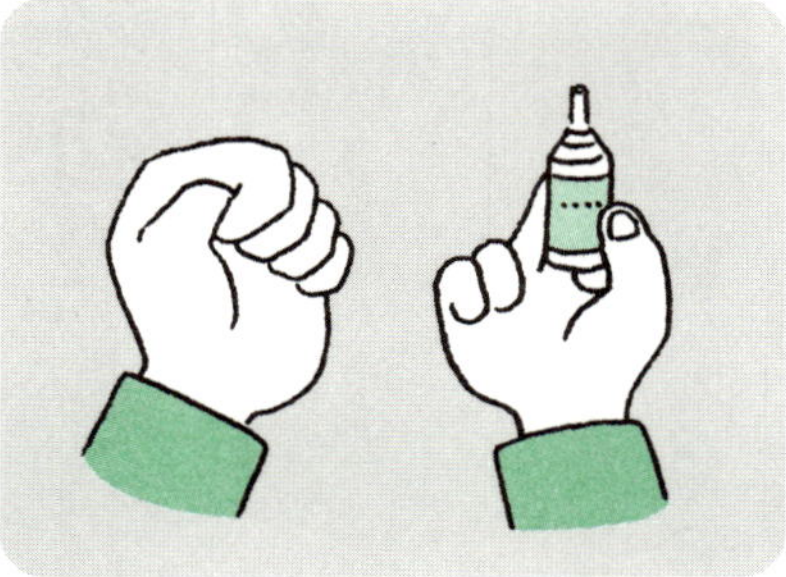

左手でげんこつをつくる(右手で目薬を持つ場合)。

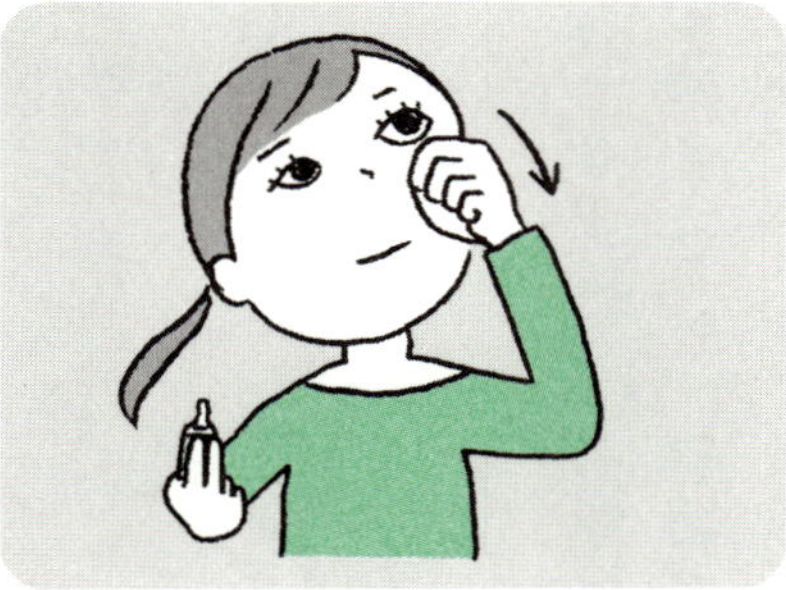

上を向き、げんこつの人差し指の第二関節あたりを目の下まぶたに当て、下に引く。

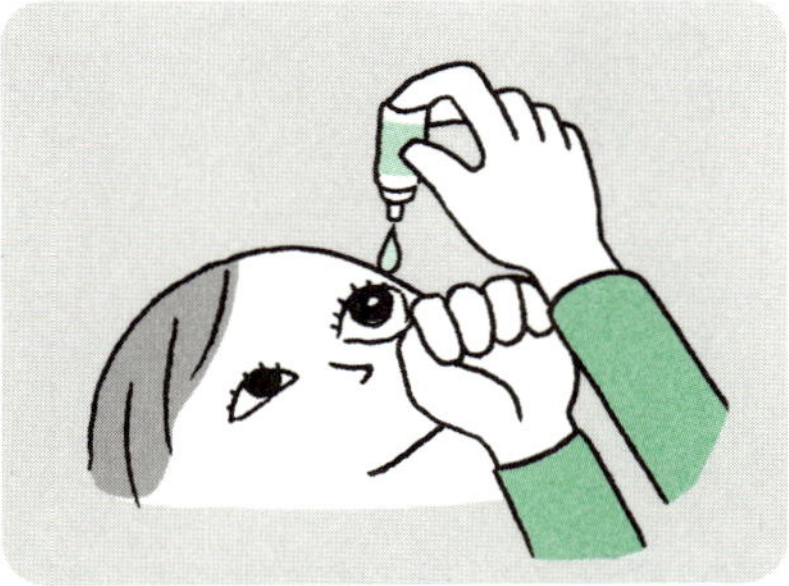

げんこつの小指側に目薬の容器を持った手を乗せ、点眼する。

目薬の効果を引き出す点眼のコツはありますか？

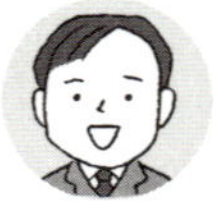

点眼したらパチパチせずに、1分間は目を閉じましょう。横になって目頭を押さえると、目薬がすぐに鼻に流れてしまうのを防ぐことができます。

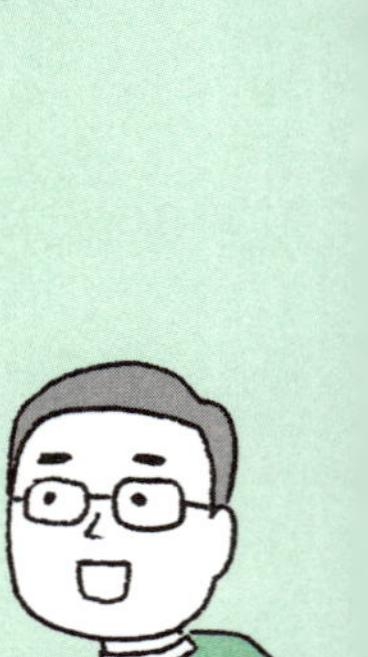

点眼後にパチパチとまばたきするのはよくありません。パチパチすると目薬が目全体に行きわたって効果が高まるように思うかもしれません。しかし、これはまったく逆です。**まばたきをすると、目薬が目からどんどん出て行ってしまうので、十分な効果が得られない可能性があります。**点眼直後に10回まばたきすると、点眼薬による効果はほとんどないとされています。

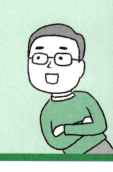

涙点のしくみ

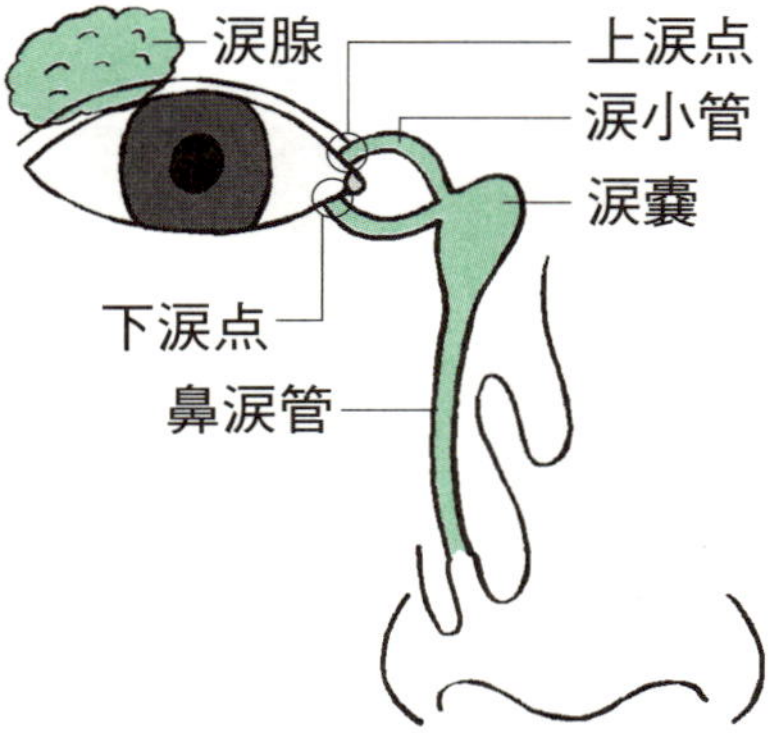

点眼後、目をパチパチさせると、目薬が鼻涙管を通って鼻に流れ出てしまう。

上下のまぶたの鼻側には、涙点という小さな穴が2つあります。上涙点と下涙点で、これは涙の排出口です。涙点から排出された涙は鼻涙管という管を通って、鼻に流れていくようになっています（▼上図）。

目薬をさした直後に目をパチパチすると、目薬は涙といっしょに涙点から排出され、鼻のほうに流れていってしまいます。そのため、目薬の効果を弱めることになります。

目薬の効果を十分に引き出すには、目薬を目の表面にとどめておく必要があります。

そこで、点眼後少なくとも1分間は目を閉じているようにしましょう。このとき、目頭を軽く押さえておくと、目薬が涙点から流れ出るのを防ぐことができます。

2種類以上の目薬を使うときに、注意すべきことはありますか？

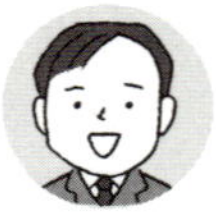

点眼の間隔を5分以上あけてください。懸濁液やゲル状の目薬は目の表面に長く残るので、最後に入れるようにします。

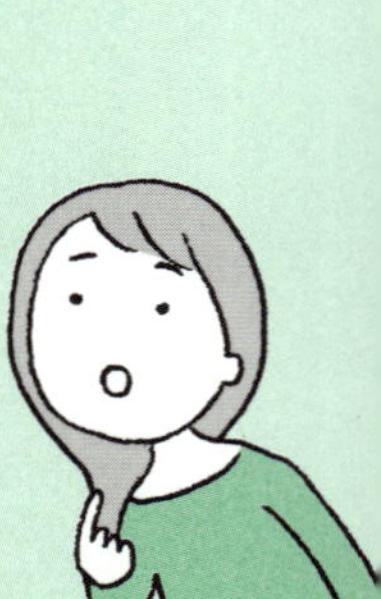

目薬の性状には、いくつかのタイプがあります。キサラタン、アイファガンなどは**水溶液**です。振って混ぜてから使うエイゾプトやアゾルガは**懸濁液**《けんだくえき》、チモプトールXEは**ゲル状**です。

水溶液の目薬に比べ、懸濁液やゲル状の目薬は、目の表面に長くとどまるという特徴があります。

2種類以上の目薬を使う場合、異なる性状の目薬であれば、「水溶液目薬→懸濁液目薬→ゲル状目薬」の順に点眼します。

懸濁液やゲル状の目薬は、目の表面に長く残りやすい性質があります。前にさした目薬が残っている状態で次の目薬をさしても、あとからさした目薬があふれるだけなので、目に残りやすい目薬はあとにします。ゲル状の目薬は懸濁液の目薬より、さらに長時間とどまる性質があります。

水溶液の目薬を2種類使う場合、順番はとくに問題になりません。ただし、**緑内障治療のための水溶液の目薬と、ドライアイの目薬を点眼するというのであれば、より重要な緑内障の目薬をあとにします。**最後にさす目薬が、一番目の表面にとどまりやすいからです。

複数の目薬をさす場合には、目薬が混ざり合わないように、点眼の間隔を5分ほどあけるようにします。コンタクトレンズを装用している人は、コンタクトレンズを外してからさすようにしてください（緑内障点眼薬の場合）。

室温保存の目薬であれば、部屋のどこに置いておいてもいいのですか？

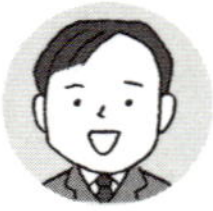

室温保存とは、1～30℃で保存することを意味します。夏の室内では、30℃以上の温度になることがあるので、冷蔵庫に入れておくと安心です。

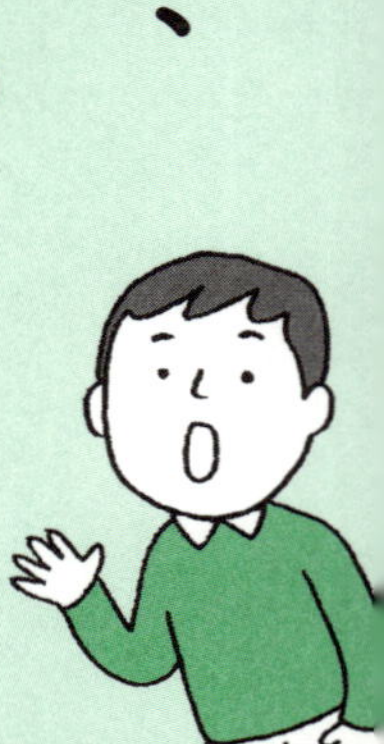

目薬の保管に関するポイントは**温度**と**光**です。

点眼薬は、室温保存と冷所保存の2種類に分かれます。薬事法で決められており、室温保存は1～30℃、冷所は1～15℃です。また、目薬についてくる袋は、光を遮るためのものです。光が当たると、薬の成分が分解してしまうので、袋に入れて保管してください。

緑内障の目薬は、「遮光・室温保存」のものが多くあります。冷所保存はキサラタン、エイベリス、ザラカム、タプロスミニなど種類がかぎられています。冷所のものでも開封して使いきるまでの間なら、室温保存でも問題ありません。

迷ったときは、すべて冷蔵庫に保管しておくとよいでしょう。室温保存のものを冷蔵庫に保管していいのかと思うかもしれません。**冷蔵庫内の温度は2～8℃なので、室温保存（1～30℃）の目薬を保管しても問題ありません。**一般的に低温のほうが細菌の繁殖を抑えやすく、成分も変性しにくいので、冷たさが苦手でなければおすすめです。

また、「冷所保存の目薬を、旅行などの関係で数日持ち歩いても大丈夫ですか？」という質問をよく受けます。**これも、使いきる分なら大丈夫です。ただし、直射日光や暖房機器のそばなどは避けて保管してください。**規定の温度を超えてしまう時間があったとしても、成分が有害なものに変わるわけではありません。有効成分が少し分解されて、濃度が薄くなるかもしれない程度です。

注意点は、開封して空気に触れると、細菌が繁殖しやすくなることです。**開封後は余っていても、1ヵ月程度で新しい目薬を使うようにしてください。**未開封であれば、保管方法を守ったうえで、点眼瓶に記載されている期日までは使用できます。

目薬をさすのを忘れました。忘れた分はいつさすのがよいですか？

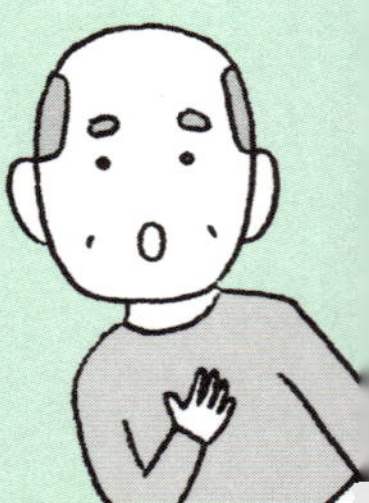

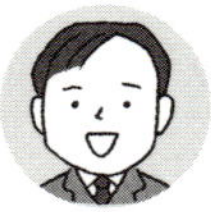

気づいたときに1回分さして、それでその日は終わりにしましょう。1日1回点眼の目薬なら、1日の点眼回数が増えないようにしてください。

緑内障の治療で使われる目薬の多くは、1日1回点眼するタイプです。1回点眼すると、効果がほぼ24時間持続します。

そのため、毎日だいたい同じ時刻であれば、いつ点眼してもかまいません。朝でも、昼でも、夜でも、自分のライフスタイルに合わせて、なるべく忘れにくいタイミングで目薬をさすようにするとよいでしょう。

1日1回の目薬をさし忘れてしまった場合、その日のうちに気づいたのであれば、気づいた時点で目薬をさします。たとえば、いつも朝さしていた人が忘れ、昼に気づいたら、気づいたときに目薬をさします。そして、翌日からは、またいつものように、朝にさすようにします。

いつも夜にさしている人が忘れ、翌日になって気づいた場合も、やはり気づいたときに点眼します。そして、その日の点眼はそれだけにし、夜は点眼しないようにしてください。翌日から同じように、夜にさしてください。

昼間さしたのは前日分だから、今日の分は夜に点眼しようとすると、1日1回の目薬を、1日に2回さすことになります。1日1回という回数を超えてはいけません。目薬の添付文書には、「1回1滴、1日1回点眼。頻回投与により眼圧下降作用が減弱する可能性があるので、1日1回を超えて投与しないこと」と書かれています。

目薬をさすのを忘れないようにするために、起床時にさすならベッドの横に置いておく、入浴前にさすなら洗面所に置く、ほかの内服薬と同じタイミングでさすならそれらの薬といっしょに置くなど、**毎日の習慣と組み合わせるとよいでしょう。**

目のまわりが黒ずむ目薬の副作用を防ぐよい方法はありませんか？

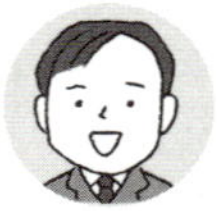

緑内障の目薬の中には、皮膚につくことで黒ずみが出るものがあります。点眼後に顔を洗ったり、入浴したりすると黒ずみを防ぎやすくなります。

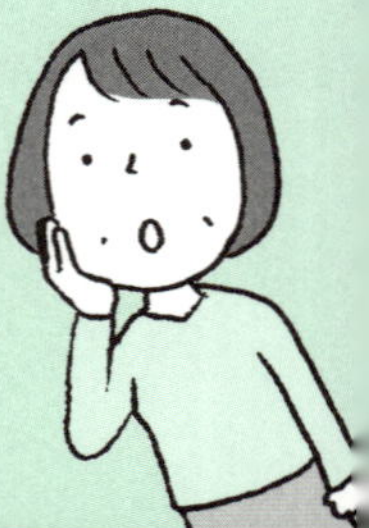

緑内障の点眼薬にはたくさん種類がありますが、それぞれ特有の副作用があります。**キサラタン**などの**プロスタグランジン製剤**は、現在の緑内障の点眼薬の中でもっとも眼圧下降効果にすぐれており、全身的な副作用もありません。そのため、緑内障の点眼薬の第一選択となっています。ただし、**色素沈着、まつ毛の異常な伸長、目のまわりのくぼみなどといった局所的な副作用があります。**

これらの副作用は、目薬を中止すればある程度は元にもどります。できるだけ避けるためにお風呂に入る直前に目薬をして、5分ほど経ったのち入浴し、洗顔する。皮膚についたら、すぐにティッシュなどで目のまわりを拭く。就寝前にさすなら、ワセリンなどの皮膚保護剤を塗るといった対策をするとよいでしょう。

そのほかの目薬の場合でも、副作用を最小限に抑えるためには、必要以上の量を点眼しないことが大切です。1滴以上点眼した場合、目薬は目のまわりにあふれたり、涙点から鼻涙管を通って鼻へと排出されたりします。

房水がつくられるのを抑えて眼圧を下げるβ遮断薬（チモプトール、ミケラン、コソプトなど）やα2刺激薬（アイファガン、アイラミドなど）は、全身への副作用がある目薬です。β遮断薬では頭痛や動悸、めまい、ぜんそく発作などが、α2刺激薬では眠気やめまいが起きることがあります。

こういった目薬を必要量以上に点眼したり、パチパチとまばたきして目薬を鼻のほうに流れやすくしたりすると、体に吸収される量が増えます。それにより、全身への副作用が出やすくなるので注意しましょう。

Column 7

近くを見る下方の視野と、遠くを見る上方の視野

緑内障は視野が欠けていく病気ですが、欠ける部分によって生活への影響が異なります。たとえば、視野の上方と下方を比べると、下方の視野の欠けはとくに生活に支障をきたしやすいといわれています。

人間の視野は遠近両用メガネでわかるように、上方が遠くを見るため、下方が近くを見るために使われています。そのため、本や新聞を読む、スマホを操作する、手元でこまかい作業をするなどが多い人は下方の視野が失われると困ることが多くなります。少しあごを下げて上目で見ないと、見えないこともあるでしょう。一方、車の運転やテレビを見る場合には、上方の視野が重要になります。運転中、信号に気づかず、ヒヤッとすることもあるかもしれません。

第7章

習慣7

目への
アクシデントを
避ける

正しい目の守り方

目に物がぶつかって緑内障になることがあるのですか？

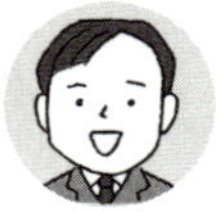

スポーツや格闘技、事故など目に衝撃が加わることで起きる「外傷性緑内障」に注意してください。通常の緑内障と違い、難治性になる場合があります。

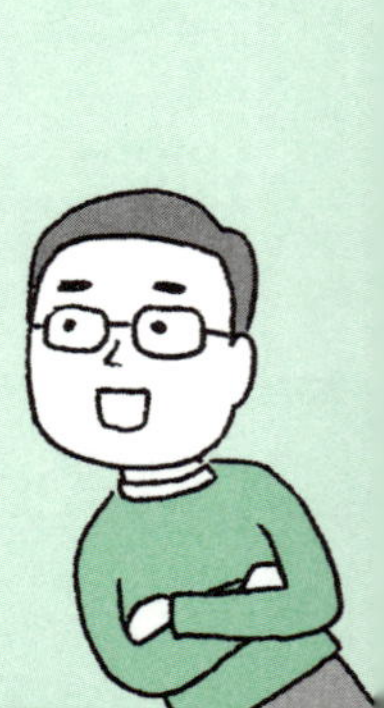

目への外傷による障害には白内障、網膜剥離《もうまくはくり》、眼窩底骨折《がんかていこっせつ》、眼球破裂などさまざまなものがありますが、緑内障もその1つです。外傷をきっかけに発症する緑内障を**外傷性緑内障**といいます。

目に強い衝撃を受けると、房水の出口である隅角が損傷したり、血液成分などが詰まったりすることで眼圧を上げてしまいます。

外傷を受けたあと、しばらく経過してから眼圧が上昇することもありますし、場合によっては10年以上経過したあとに発症することもまれではありません。通常、緑内障は両眼性で同じように悪くなっていくことが多いですが、外傷性緑内障では明らかに左右差が生じることがあります。患者さんへの問診を進めると、過去に片目をぶつけていたとか、診察すると外傷があった目だけ隅角の構造が変化し、過去の外傷が緑内障の発症に関係していたということもあります。

治療は通常の緑内障と同じように行います。しかし、外傷による影響のため、薬が効きにくいことがあり、治療が困難になる場合もあります。損傷の程度が大きいほどリスクが高まるため、以前に外傷による前房出血（眼内の出血）や網膜振盪症《もうまくしんとうしょう》（網膜の浮《ふ》腫《しゅ》）を指摘されたことがある人は、定期的に眼科を受診するようにしてください。

眼圧が40㎜Hg台でも、自覚症状が出ないことがほとんどです。無自覚のまま高眼圧を放置しているようなケースもあります。

これらのことから、目の外傷はできるだけ予防することが重要です。原因の多くがスポーツによる外傷なので、球技系のスポーツをするときはゴーグルを着用するのが望ましいと考えられています。

紫外線によって緑内障が発症したり、悪化したりしますか？

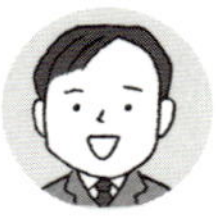

屋外で過ごす時間が増えるほど、落屑緑内障になりやすいと報告されています。サングラスを着用すると、罹患率が低下します。

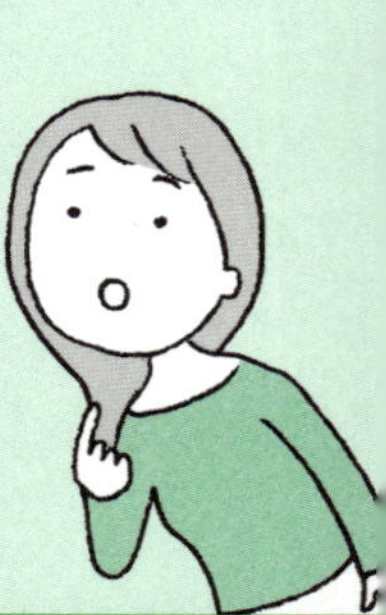

目が紫外線を浴びることで、体内の**活性酸素**が増加します。活性酸素はほかの物質を酸化（老化）させる力が強く、目の角膜や水晶体、網膜にダメージを与えます。これが目の日焼けです。目の日焼けはドライアイや角膜炎、白内障、黄斑変性症だけでなく、緑内障の中でも**落屑緑内障**になりやすいと報告されています。

落屑緑内障は目の中の老廃物がたまり、それが隅角を詰まらせることで発症する

緑内障です。隅角が目詰まりを起こすことで、房水の排出が悪くなり、眼圧を上昇させてしまいます。

眼圧の正常値は10～21㎜Hgですが、落屑緑内障では30㎜Hg、40㎜Hgと眼圧が上昇することがあるため、通常の緑内障と異なり、進行が速くなります。

また、加齢によっても目の中に老廃物ができやすくなるため、落屑緑内障は高齢者に起こりやすくなります。

目から入る紫外線は、肌の日焼けにもつながります。目から紫外線が入ると、脳が紫外線を察知して、体内にメラニン色素を生成するためです。顔や体の日焼け対策はしていても、目の日焼け対策はしていない人が多いのではないでしょうか。**UVカット機能がついているサングラスや帽子、日傘などを使用して紫外線から目を守りましょう。**

紫外線は、白内障や黄斑変性症といった目の病気の原因としてもよく知られています。白内障はレンズの役割をしている水晶体が白く濁る病気ですが、これは紫外線によって水晶体のたんぱく質が変性してしまうためです。黄斑変性症は、ものを見るのにもっとも重要な役割を持つ黄斑部に炎症が起きる病気です。外から入った紫外線が黄斑部に集まることで、黄斑部がダメージを受けて起こります。

衣服が緑内障に影響を及ぼすことはありますか？

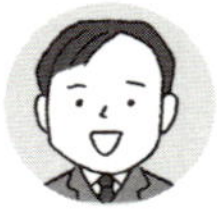

眼圧が上がる意外な原因の1つとして、ネクタイをきつく締めると眼圧が上昇するおそれがあります。首が締まるような洋服、ネクタイの締めつけには注意してください。

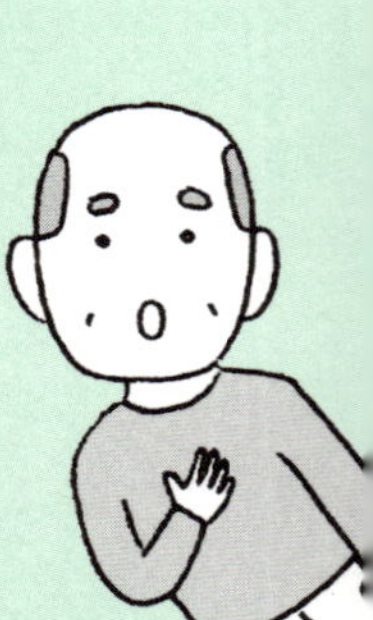

2003年に行われた研究で、健康な人20人と、緑内障の人20人を対象として、ふだんの眼圧とネクタイをややきつめに締めたときの眼圧を測定し、眼圧がどのくらい変化するかが調査されました。

その結果、健康な人も、緑内障の人も、ネクタイをきつく締めることで、眼圧が平均して2㎜Hg程度上がっていました。中には、4㎜Hgも上がった人もいました。

眼圧が2㎜Hg上昇するというのは、健康な人はともかく、緑内障の人にとっては無視できません。長期的に続くことになれば、視野の欠けが進みやすくなる可能性があります。

ネクタイで眼圧が上がってしまうのは、ネクタイを締めることで頸静脈《けいじょうみゃく》（頭部の血液を心臓にもどす血管）が圧迫され、内圧が高くなっているためだと考えられています。

眼圧は目の房水の量で調節されていますが、隅角から排出された房水はいくつかの経路を通って血管に入り、最終的に頸静脈に流れていきます。

ネクタイによって心臓にもどる頸静脈の流れがせき止められ、内圧が高くなっていると、そこに血液が流れ込みにくくなります。そのため、排出された房水の流れも悪くなります。そうなると、房水が排出されにくくなり、目の中の房水が増えて、眼圧が上昇するのではないかと考えられています。頭部の血流が悪くなる行為（ヨガでの逆立ちなど）には気をつけてください。

緑内障の人は眼圧を上げないために、ネクタイをきつく締めすぎないようにしましょう。ネクタイにかぎらず、首を圧迫する衣類には注意してください。

長時間、パソコンやスマホを使うのは緑内障によくないですか？

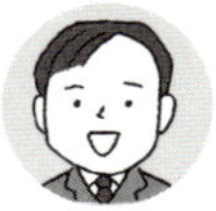

緑内障に対して直接的な影響はありません。ただし、長時間の使用は、眼精疲労やドライアイの原因になることがあります。

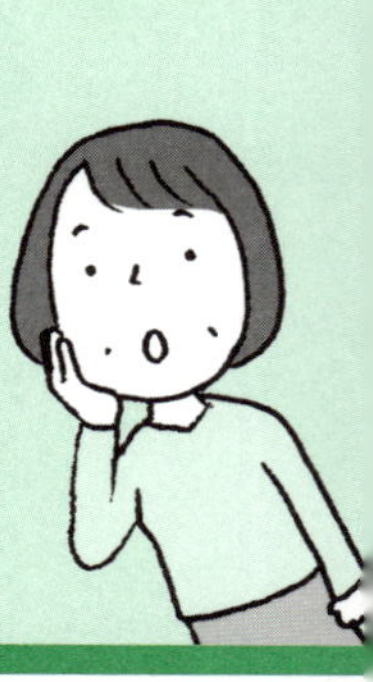

緑内障の患者さんからよく聞かれる質問です。多くの人がパソコンやタブレット、スマホなどを毎日、長時間使用しているため、気になるのでしょう。ブルーライトが出ているので危ないのではないか、と感じている人も多いようです。

結論からいうと、心配する必要はありません。パソコンやタブレット、スマホなどの使用が緑内障に悪影響を及ぼすことはないので、安心してください。**ブルーライトが緑内**

障の発症や進行、眼圧の上昇に悪影響を及ぼすことはありません。逆にブルーライトカットのメガネをすれば、緑内障に対してよいということもありません。

ただし、長時間使用して目を酷使すれば、ドライアイや眼精疲労の原因になることはあるかもしれません。

ブルーライトに関しては、それをカットするためのメガネレンズなどが登場し、すっかり悪者扱いされていますが、実は目に対してとくに害のある光ではありません。

日本眼科学会などいくつかの学会が出したブルーライトに対する意見書が公表されていますが、そこには「デジタル端末の液晶画面から発せられるブルーライトは、曇天や窓越しの自然光よりも少なく、網膜に障害を生じることはないレベルであり、いたずらにブルーライトを恐れる必要はない」と記載されています。

ちなみに夜遅くまでブルーライトを浴びると、睡眠障害につながることがあるという指摘はされています。ですので、睡眠の面では、夜になってからブルーライトを浴びるのは避けたほうがよいかもしれません。それでも目に対する害はとくになく、心配しなければならない光ではありません。

季節による眼圧の変動は緑内障の進行にどう影響するのですか？

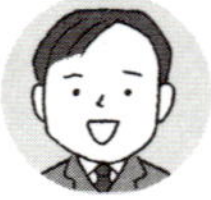

眼圧は季節によって5㎜Hg程度変動し、夏は低めに、冬は高めになります。眼圧はさまざまなことで変動しますが、注意が必要な場合もあります。

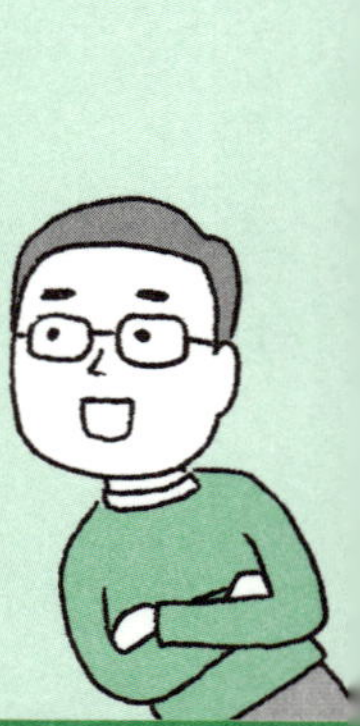

眼圧は、常に一定の値に保たれているわけではありません。1日の中でもゆるやかに変動していて、変動幅が6㎜Hgくらいになることもあります（日内変動）。定期的に通院して眼圧を測定している人は、いつも同じ時刻ではなく、午前に測ったり、午後に測ったりするのがよいでしょう。**毎回夕方に測定して十分に下がっていると思っていた人が、午前中に測ったら高かったということもあるからです。**緑内障の最大のリスク要因は

眼圧です。ふだんは眼圧が低いのに進行が速い人は、「どこかのタイミングで眼圧が上がっていないか」を検討することがあります。

日内変動には、パターンがあります。もっとも多いのは、夜間から朝にかけて高くなっていて、朝起きると徐々に下がり始め、夕方にもっとも低くなるパターンです。ただし、中には朝が低く、夕方に高くなる人もいます。

季節による変動もあって、夏に低くなり、冬に高くなる傾向があります（季節変動）。だいたい5㎜Hg程度変動することもあります。冬になると寒さで血管が収縮し、血圧も高くなりやすくなります。それにより房水の排出が影響され、眼圧がやや上がるのだろうと考えられています。このような眼圧の上下を**眼圧変動**といいます。**一般的に眼圧の変動幅が大きいほど視野も悪くなりやすい**と考えられています。眼圧はこのような日内変動、季節変動以外に、**急な飲水（500㎖を一気に飲む）、筋トレなどによるいきみ、体位（頭の位置が下になること）でも変わります**。

眼科で眼圧測定をするのは、月に1回程度かもしれません。その眼圧の値は1日のうちで低い値なのか、高い値なのかはわかりません。視野欠損の進行が速い人ほど注意が必要で、いつも同じ時間に眼圧を測っているならほかの時間に眼圧を測るのもよいでしょう。

強度の近視があって緑内障になった人がとくに気をつけることは？

緑内障は40歳以上の約20人に1人（5％）の割合でいますが、強度近視ではさらに多く13・8％で、比較的若くから起こる場合も。早めに検診を受けるようにしましょう。

近視の程度は、屈折度の単位であるジオプトリー（D）を用いて表されます。その度数が-3.00D以下なら「弱度近視」、-3.00Dを超えて-6.00D以下は「中等度近視」、-6.00Dを超えると「強度近視」と分類されます。目安として、目を細めたりしないで自然に見て遠くから指を近づけたとき、指がはっきり見える距離が15㎝より手前でないとピントが合わない状態が強度近視です。

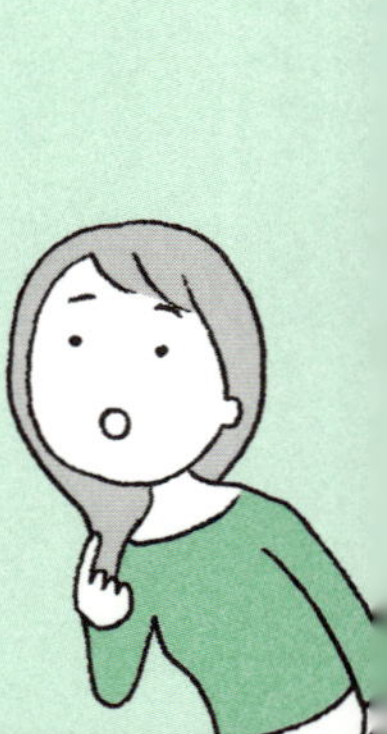

強度近視の人の眼球

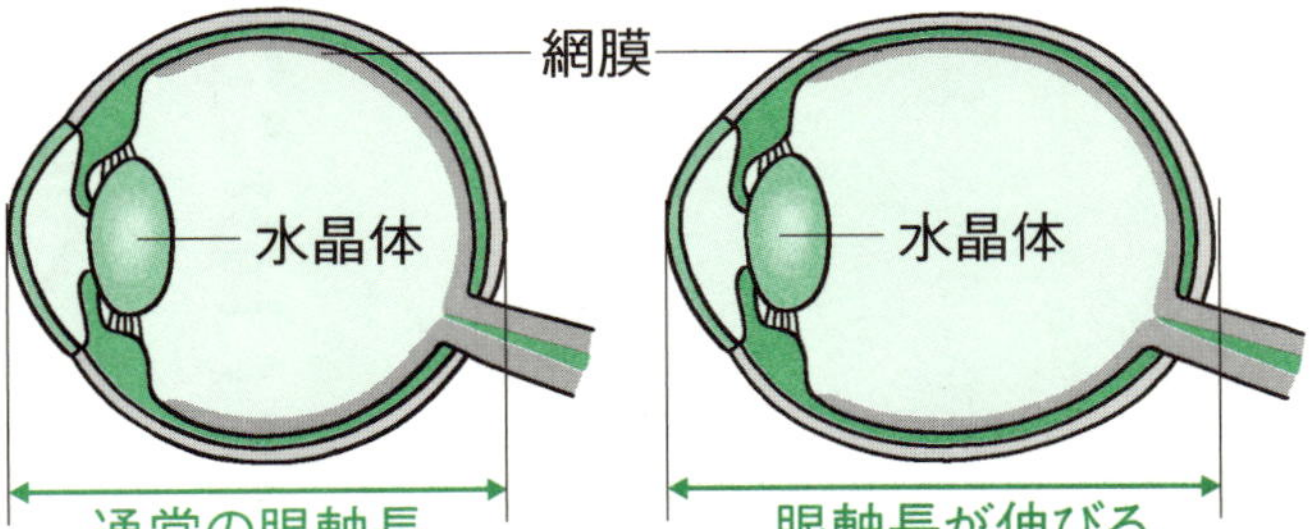

強度近視の場合、眼球の組織が全体的にが引き伸ばされ、網膜のまわりも構造的に弱くなる。

近視の強い人は、眼球が前後に異常に伸びて、網膜が長く伸ばされた状態になっています（▼上図）。視神経が物理的に引っ張られて変形するので傷みやすく、視神経への血流も悪くなりやすいと考えられています。近視の目は、デリケートで傷つきやすいのです。

緑内障の発症リスクは軽度〜中程度の近視なら通常の2〜4倍ですが、強度近視なら14倍であると報告されています。さらに視野の中心部分（黄斑部）が障害されやすいという、やや悪い性質も備えています。視野の中心付近が欠けると、見え方に影響してきます。

網膜剥離や黄斑変性症などのリスクも高いため、近視の強い人は30代など若いうちから定期的な眼底の精密検査をおすすめします。

緑内障の人が自動車の運転で気をつけることはありますか？

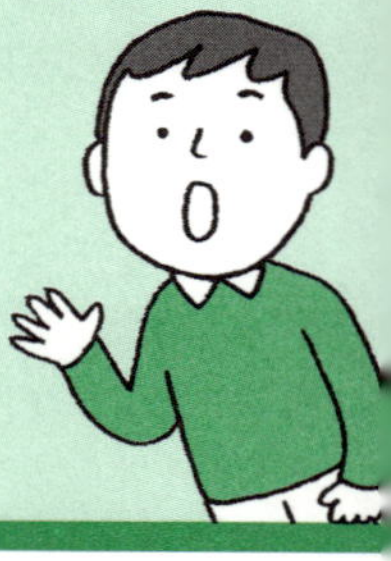

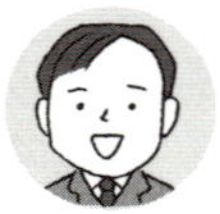

末期でも視力が保たれていれば、運転免許の更新はできます。視野の欠けが進むと、信号や標識、周囲の車や歩行者を見落とすリスクがあります。

運転免許証の更新時に行われる目の検査は、基本的に視力検査のみです。

①両目で0・7以上、かつ片目でそれぞれ0・3以上

片目の視力が0・3未満の場合は、

②もう片方の目の視力が0・7以上でかつ視野が左右150度以上

であれば、運転免許を更新することができます。

多くの緑内障の人は①のみで、視野検査まで受けることがありません。**視野がだいぶ狭くなっている末期の緑内障の患者さんでも、9割の人は視力検査のみで運転免許を更新できています。**いいかえれば、緑内障があっても、相当重症化しないかぎり運転免許の更新ができるでしょう。通常、緑内障はかなり進行しても視野の真ん中の部分（中心視野）が保たれるからです。そのため、視野がかなり欠けた状態で運転しているというケースも、実際にはかなりあります。

運転免許の基準となる視力を満たしていれば、安全に運転ができると保証されたわけではありません。**運転中、信号や標識を見落としていたとか、人や車が急に飛び出してきてあやうく事故になりかけたことはないでしょうか。**30ページで述べたように、視野の欠けには気づきにくいものです。また、一般的に緑内障は少しずつ、年単位で視野が欠けていくので、それも症状の自覚を遅らせます。

運転中の見え方に違和感を覚えたり、ヒヤッとした思いをしたりしたことがある人は無理に運転をしないようにしてください。**大きな人身事故を起こしてしまう前に眼科医や家族の方と相談し、免許を返納することも検討したほうがよい場合があります。**定期的に眼科を受診し、医師からのアドバイスをもらうようにしましょう。

緑内障あるある

ケース4

目がいいという自信があったが、60代でまさかの緑内障になってしまった！

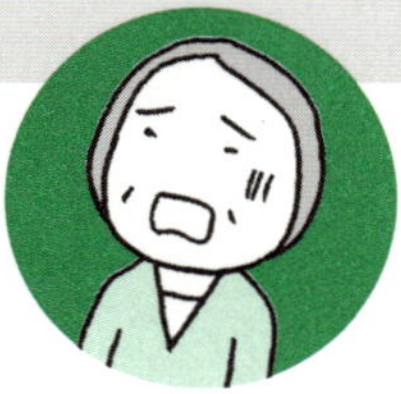

Dさん（64歳・女性）

（通院・治療歴）

子どものころから視力がよく、眼科とは無縁だった。ところが60代になり、突然緑内障を発症した。

ケース紹介

視力がいい人の中には、遠視の人がいます。Dさんも遠視で遠くがよく見えるため、子どものころから、メガネやコンタクトレンズとは無縁でした。**そのため、眼科を受診する機会はまったくありませんでした。**

ところが、63歳のときに受けた健康診断で眼圧が高いことがわかり、その後、眼科で診察と検査を受け、緑内障と診断。すぐに目薬での治療が始まりました。

なぜ？
どうなった？

Dさんのように目がいいのが自慢という人の中には遠視の人がいますが、遠視の人がなりやすい緑内障に、**閉塞隅角緑内障**があります。

遠視の人は隅角が狭いことが多く、60歳を過ぎて白内障が始まると、水晶体が徐々に厚くなるため、隅角がさらに狭くなってしまうのです。それにより、液体が出て行きにくくなり眼圧が高くなります。

それまで眼科に縁のなかった人は、診断を受けた時点で末期だったということもよくあります。**40歳を過ぎたら、定期的に眼科で緑内障の検査を受けるのがおすすめです。**

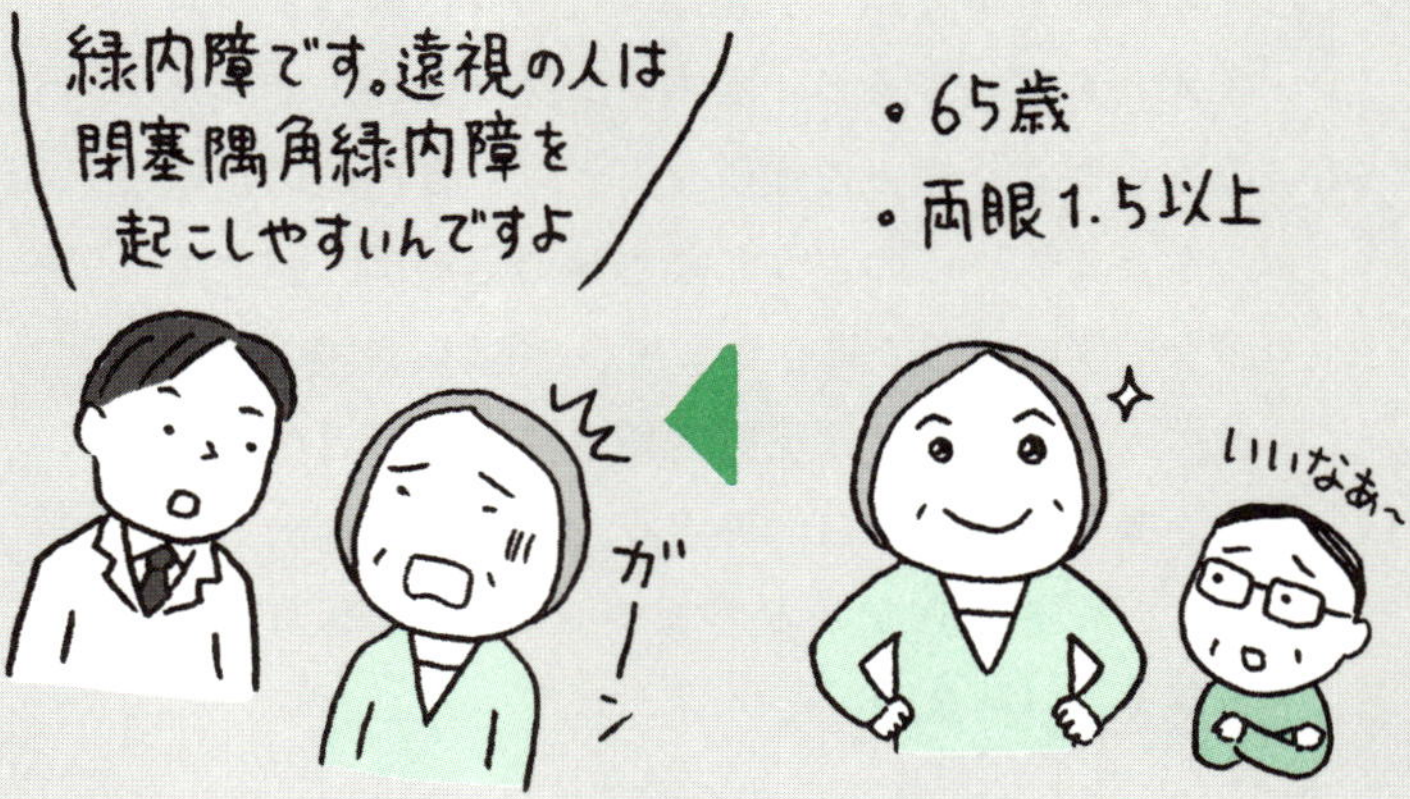
緑内障です。遠視の人は
閉塞隅角緑内障を
起こしやすいんですよ
・65歳
・両眼1.5以上
ガーン
いいなあ〜

Column 8

白内障の手術で緑内障が治ることがある

閉塞隅角緑内障は、白内障の手術を受けることでよくなることがあります。

もともと隅角が狭い人が白内障になると、緑内障になりやすくなります。白内障になると水晶体が厚くなるので、隅角がより狭くなり、房水の流れが悪くなって眼圧が上がるためです。

白内障手術では、水晶体の代わりに眼内レンズを入れます。すると、眼内レンズは薄いので隅角の通りがよくなって眼圧が下がり、緑内障の治療となります。このように緑内障の治療は、緑内障のタイプによって異なります。閉塞隅角緑内障は日本人に多い正常眼圧緑内障と異なり、目薬による治療ではなく、白内障手術（水晶体を摘出すること）が第一選択となります（「緑内障診療ガイドライン（第5版）」）。

第 8 章

もっと詳しく知る緑内障

しくみから診断、治療、手術まで

目の構造と、眼圧が上がるしくみを知っておこう

房水の産生が増えたり、排出が悪くなったりすると眼圧が上がります。

眼球が球状の形を維持しているのは、眼球の内側から外に向けて押す圧力がはたらいているためです。この圧力が大気圧より低いと球状を維持できませんが、**圧力が高すぎると、その圧力で網膜の視神経がダメージを受けてしまいます**。そこで、大気圧よりわずかに高い圧力に調整されているのです。眼球を内部から押す力が、大気圧よりどれだけ高いかを示しているのが**眼圧**で、**正常値は10〜21㎜Hg**とされています。

眼圧は、**房水**という液体の量で調節されています。目の中の水晶体と角膜の間を満たしている透明な液体が房水です。房水は水晶体の周囲にある毛様体でつくられ、角膜と虹彩の間にある隅角を通って排出されていきます。つくられる房水の量が多く、排出されていく量が少ないと、その影響が眼球全体に及び、眼球を内側から押す力である眼圧が上昇します。逆につくられる房水の量が少なく、排出される量が多い場合には眼圧が下がりま

眼球の構造と房水の流れ

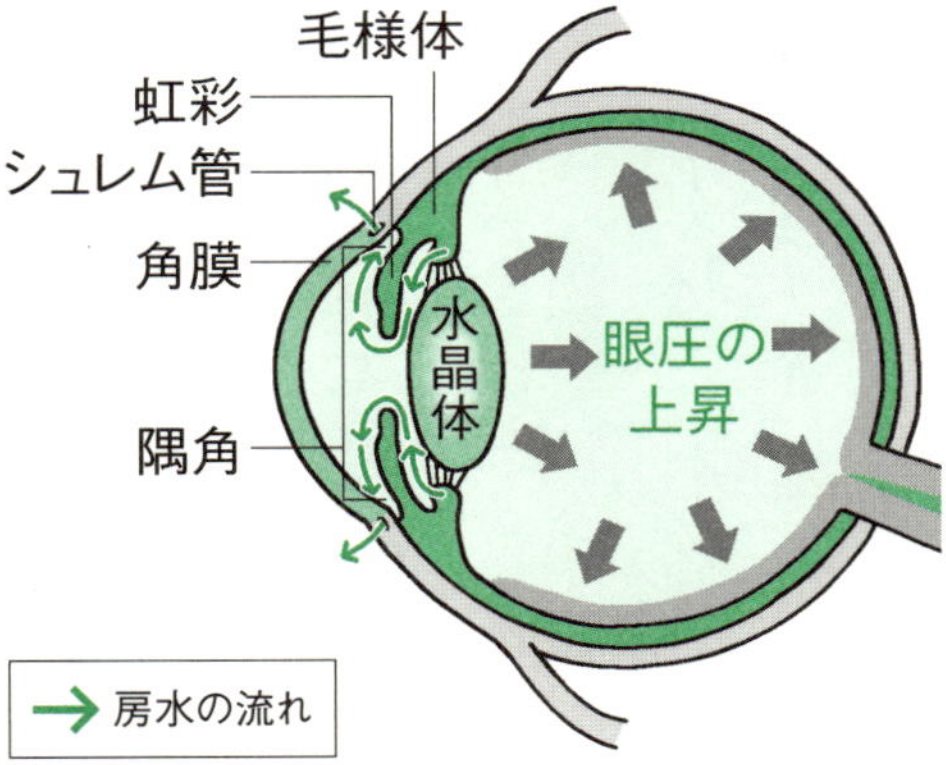

毛様体でつくられた房水は隅角、シュレム管を通して排出される。

す。

健康な目では房水の産生と排出がほぼ一定ですが、緑内障の目では主に排出（隅角）が障害されます。障害のされ方には、いくつかパターンがあります。**①隅角は広いが、目詰まりを起こしている（隅角開放型）。②白内障の影響で隅角が狭い（隅角閉塞型）。③隅角は広いが、その機能が悪い（発達緑内障）。④眼の病気（ぶどう膜炎や外傷など）が関与している（続発緑内障）。**

眼圧が上がる要因はさまざまであり、病型によって治療法もまったく違うため、適切なアプローチが重要です。

緑内障の診断や治療にあたって行われる主な検査

眼圧検査、眼底検査、OCT検査、視野検査、隅角検査などが行われます。

緑内障かどうかを診断し、治療を進めていくためには、次の検査が必要になります。

眼圧検査

眼圧を測定する検査。重要な検査ですが、眼圧が正常範囲を超えていても緑内障と診断されるとはかぎりません。逆に、眼圧が正常値でもまったく安心できません。日本人の7割は、眼圧が正常値で発症する正常眼圧緑内障だからです。緑内障と診断されたら、**目標眼圧（その人にとって緑内障が進行しにくくなる目標数値）を設定し、診察のたびに眼圧をチェックします。**

眼底検査

眼球内に光を当て、眼球の奥を観察する検査。緑内障は眼圧によって視神経がダメージを受ける病気です。そこで、視神経を立体的に観察し、視野検査のデータと照らし合わせて障害の程度を把握します。**また、正常眼圧緑内障に特徴的な乳頭出血をチェックするのにも必要な検査です。**

ＯＣＴ検査（光干渉断層計検査）

目の奥に赤外線を当て、反射した光を解析することで、網膜を層状に描き出す画像検査（▼１７８ページ）。**網膜や視神経がどこまで障害されているかがわかります。**

視野検査

視野の欠けている部分の有無や、見える範囲を調べる検査（▼１８０ページ）。**視野の欠けが、どこに、どの程度広がっているかによって、緑内障の進行の程度を判断することができます。**

隅角検査

角膜に隅角鏡というレンズを直接当て、房水の排出部である隅角の開き具合を調べる検査です。**広ければ正常眼圧緑内障や開放隅角緑内障、狭ければ閉塞隅角緑内障**とされます。それぞれで治療法も異なるため、緑内障の治療においては欠かすことのできない検査です。

ＯＣＴ検査では、網膜や視神経の状態が詳しくわかる

視野が欠ける前の、より早期の緑内障も発見することができます。

ＯＣＴ検査（光干渉断層計検査）は、網膜の状態を断層画像として描き出す検査です。網膜はバウムクーヘンのように10層構造になっています。網膜に表面から赤外線を当てると、層によって赤外線の透過率が異なるため、反射した光を解析することで、断層画像を描き出すことができます（▼左図）。

緑内障で障害されるのは網膜の表面（網膜神経節細胞層）ですが、正常な網膜と比べると薄くなっていることがわかります。緑内障の患者さんが定期的にＯＣＴ検査を行うのは、**網膜の厚さがどの程度減っているかを調べるためです。厚さが変わっていなければ、緑内障は安定していると考えられます。徐々に厚さが減少している場合には、進行していると考えることができます。**

ＯＣＴ検査は測定精度が高く、緑内障のとくに初期から中期において、進行しているか

ＯＣＴ検査の画像と見方

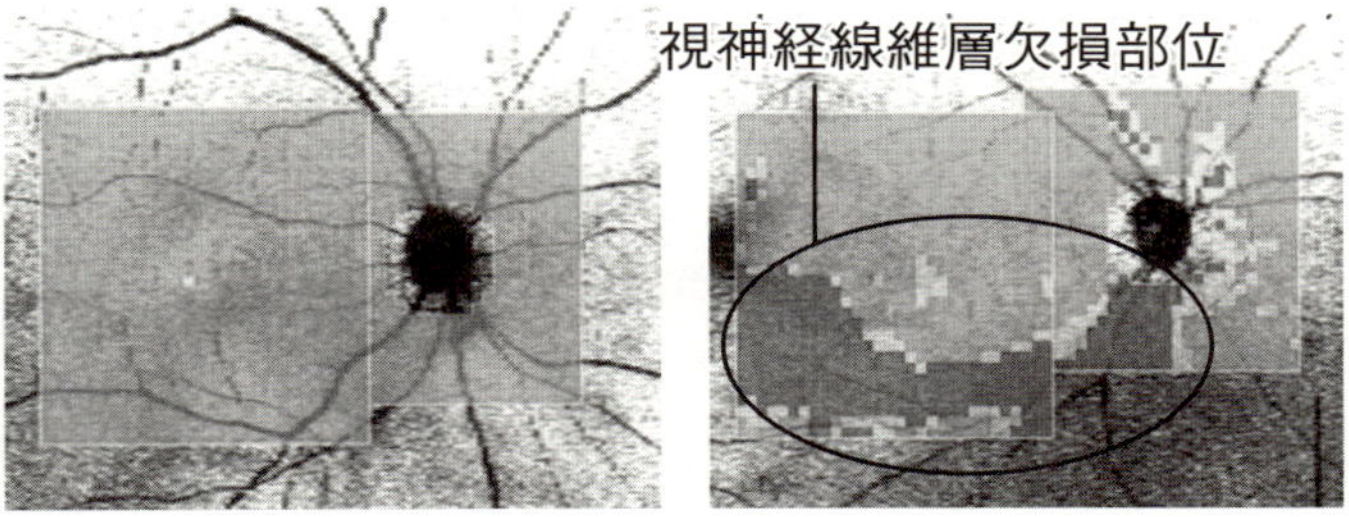

視神経線維層に欠損がある部位が右画像のように表示される（実際の画像では、赤く表示される）。

どうかを評価するのにすぐれています。

ＯＣＴ検査のもう１つの重要な役割は、より早期の緑内障を発見することです。

緑内障は視野がどの程度欠けているかで、初期、中期、末期に分類されます。

ＯＣＴ検査が登場する前は、視野の欠けが始まってから治療がスタートしていました。ＯＣＴ検査を行うと、視野の欠けが始まる前の段階でも、視神経や網膜に異常が現れていることがわかります。視野異常がまだ現れていない時期のごく早期の緑内障を**前視野緑内障**というのですが、この段階で治療を開始すれば、失明に至ることはほぼないことがわかっています。

視野検査は緑内障の進行を知るために欠かせない

定期的に検査を受けることで、進行の速さなどがわかります。

視野検査は視野の欠けの有無や、視野の欠けがどの程度広がっているかを調べる検査です。**中央の点を凝視しながら、周囲に現れる光が見えるかどうかをチェックします。**光が見えたときにボタンを押すという自覚検査なので、検査を受ける人のその日の体調や集中力などが影響し、検査結果にばらつきが出ることがあります。とくに視野検査の経験が少ない人だと、正しい検査結果が出ないことがあります。5回程度検査を受けないと、なかなか正しい結果が得られないともいわれています。

視野検査は緑内障の進行の程度を調べるために、定期的に行います。ただし、正常眼圧緑内障のように進行が遅い場合、視野の欠けの範囲はなかなか変化しません。**進行しているかどうかがわかるのに、最短でも2～3年はかかりますし、平均して5年程度**

視野検査の結果と見方

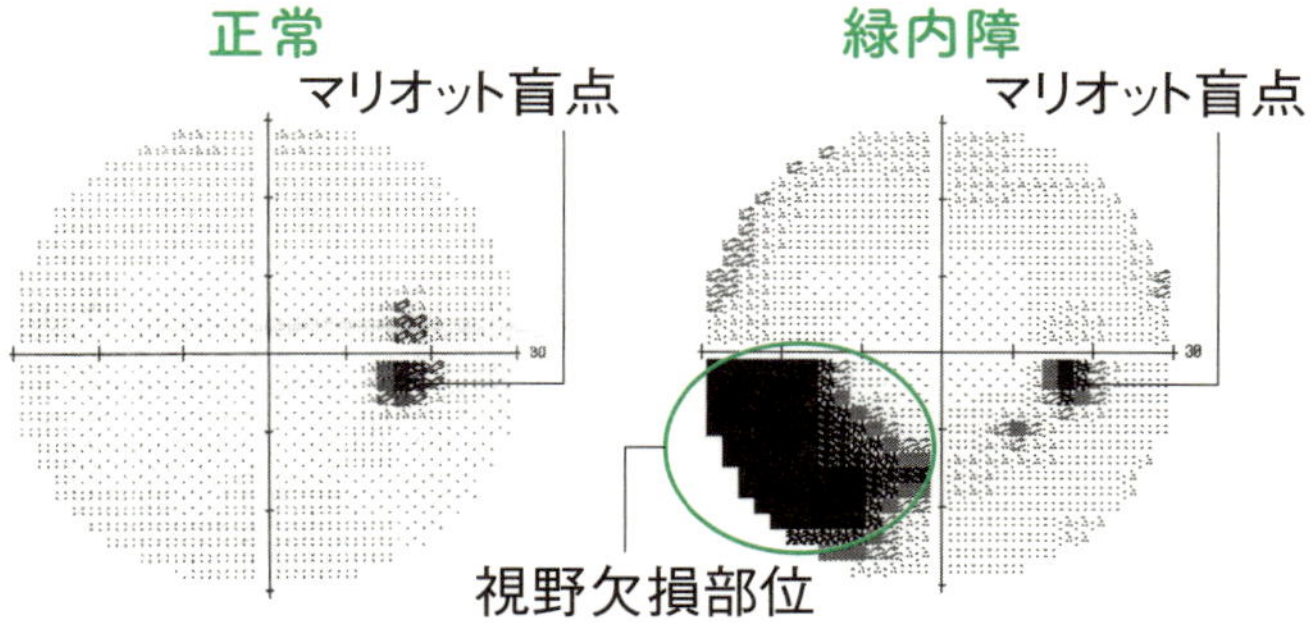

視野の欠けが生じている部位が黒く表示される。この場合、右目の鼻下側の視野が欠けているとわかる。

経過をみてようやく進行しているか、今の薬で十分なのかを判断できます。

視野の欠けがない健康な目でも、視野検査を行うと、見えない部分があることがわかります。視野検査の結果、視野の欠けている部分は黒く示されますが、健康な人でも必ず一部に黒い丸が現れます（▼上図）。

この部位は網膜の中で視神経が集まっている部位（視神経乳頭）で、視細胞がなく光を感知しないため、黒い暗点として現れます。右目なら中心より右側に、左目なら中心より左側に現れます。この黒くなった部分をマリオット盲点といいます。どんな人にも必ず存在します。

正常眼圧緑内障の場合、目薬による治療が中心となる

目薬で眼圧を下げ、できるだけ進行を遅らせます。

緑内障は、左ページの図のようにタイプ分けすることができます。

原発緑内障は、眼圧上昇の原因が不明な緑内障です。**続発緑内障**は糖尿病網膜症、ぶどう膜炎、外傷など、ほかの目の病気や怪我が原因で起こる緑内障です。多いのは原発緑内障のほうです。そして、それぞれが隅角の広い**開放隅角緑内障**と、隅角が狭く房水が排出されにくい閉塞隅角緑内障に分類されます。

原発開放隅角緑内障は、さらに眼圧の高さにより2つに分けられます。眼圧が正常範囲（21㎜Hg以下）である正常眼圧緑内障と、眼圧が21㎜Hgより高い狭義の原発開放隅角緑内障の2つです。**前者の正常眼圧緑内障は、日本人の緑内障の約7割を占めます。**

正常眼圧緑内障を含めた原発開放隅角緑内障の治療では、まず目薬によって眼圧を下げ

緑内障の分類と治療

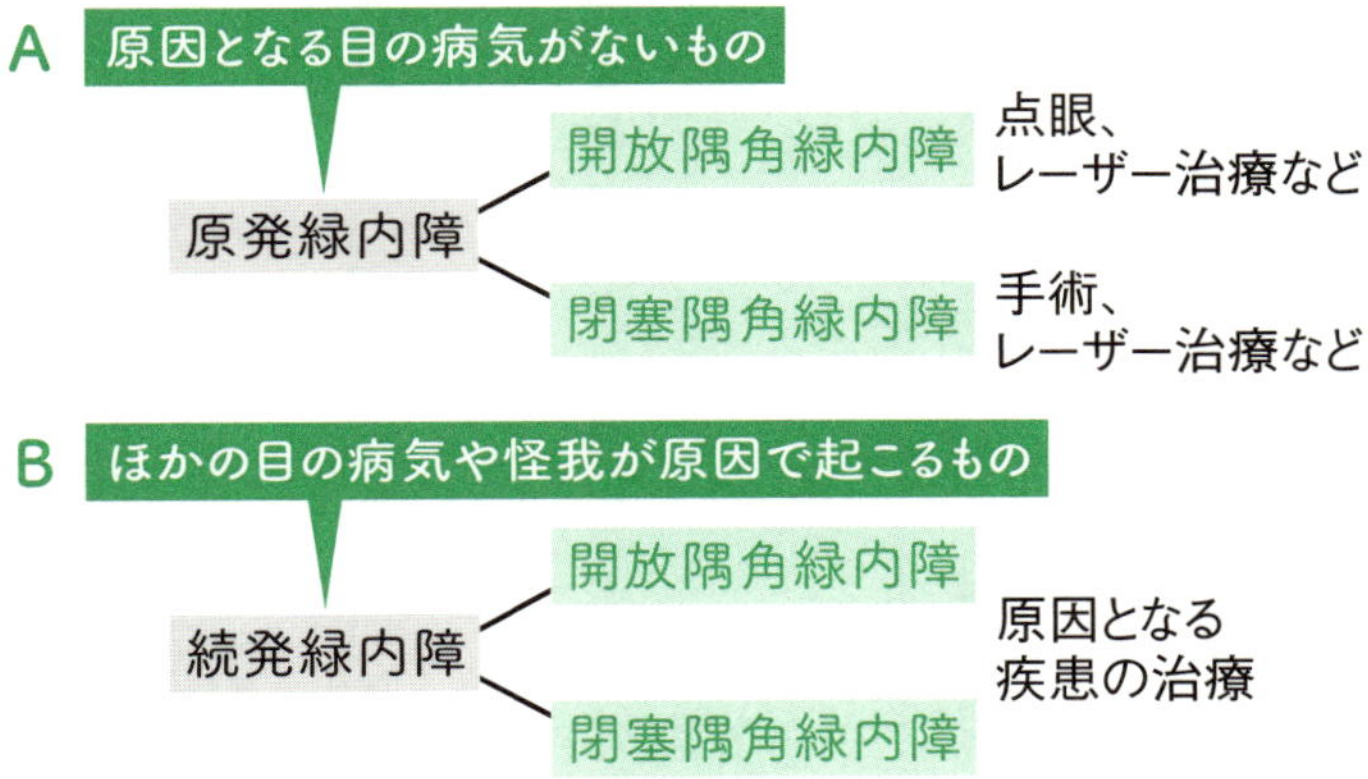

る治療が行われます。眼圧が正常値であっても、眼圧下降療法が唯一のエビデンスのある治療法です。

正常眼圧緑内障の場合、治療前の眼圧から30％程度眼圧を下げることを目標に治療が行われます。たとえば治療前の眼圧が20㎜Hgなら、目薬を使って14㎜Hgくらいまで下げることが目標になります。それを達成できると、8割の患者さんで緑内障の進行がほとんど止まることが報告されています。

目薬による治療で十分な効果が得られない場合、レーザー治療や手術が行われることがあります。

目薬以外の治療法として、レーザー治療や手術がある

点眼薬で効果が不十分な場合、レーザー治療や手術が必要な場合もあります。

房水の排出口である隅角が広い原発開放隅角緑内障の場合、まず目薬による治療が行われます。それで十分な効果が得られなければ、レーザー治療や手術を検討します。

隅角光凝固術（選択的レーザー線維柱帯形成術）という治療では、房水の排水溝にあたる線維柱帯にレーザーを照射することで、房水の排出を促し、眼圧を下げます。大きく眼圧を下げるものではありませんが、レーザー治療は短期間で行えて、ほとんど痛みをともないません。初期から中期の緑内障の人に行うことが多く、目薬を最大限使っても進行している、または点眼薬にアレルギーがあり、目薬を使いにくいという患者さんに対して、治療法の選択肢の1つとして候補になります。

また、薬物療法やレーザー治療で十分な効果が得られない場合、手術を行います。**線維柱帯切開術（流出路再建術）**は線維柱帯をわずかに切開し、房水の排出を促します。

眼圧下降効果は弱いですが、合併症が少なく、目に対する負担が軽いというメリットがあります。**線維柱帯切除術（濾過手術）**は眼外への流出路をつくって、房水を人工的に眼外へ導き、眼圧を下げます。線維柱帯切開術に比べて感染症や低眼圧などのリスクが高いですが、眼圧下降効果が高いため、末期の緑内障や目標眼圧をさらに低く設定する必要がある緑内障の患者さんに対して行います。

隅角が狭い原発閉塞隅角緑内障の場合は、レーザー治療や白内障手術が行われます。

レーザー治療としては、虹彩に孔をあけて房水の新たな経路をつくる**虹彩光凝固術（レーザー虹彩切開術）**が検討されます。

手術の場合、**白内障手術（水晶体再建術）**が行われます。通常、白内障手術は白内障の症状を緩和するために行われます。原発閉塞隅角緑内障の場合、白内障手術を行い、厚みのある水晶体を薄い眼内レンズに替えることで、房水の流れがよくなって眼圧が下がります。白内障の症状がないのに白内障手術をする理由は、閉塞型の緑内障は加齢によって厚くなった水晶体に原因があるからです。閉塞型の緑内障は急性緑内障発作を引き起こし、短時間で失明に至る場合もあります。手術で水晶体をとり出し、眼内レンズ（人工のレンズ）に入れ替えることが治療につながります。

緑内障の治療で使われる目薬について知っておこう

房水の排出を促すタイプと、房水の産生を減らすタイプがあります。

緑内障の患者さんの多くが、眼圧を下げるために目薬による治療を受けます。緑内障治療に使われている目薬は30種類以上ありますが、目薬の作用によって大きく3つに分類できます。**①房水の排出を促す目薬、②房水の産生を抑える目薬、③両方の作用を持つ目薬**のいずれかです。

緑内障の第一選択薬となっているのは、房水の排出を促す作用がある「プロスタグランジン製剤」です。キサラタン、タプロス、トラバタンズ、ルミガンなどがあります。眼圧を下げる作用がもっとも強く、眼圧を20〜30％下げる効果が期待できます。ただし、目のまわりが黒ずむ、まつ毛が伸びる、まぶたがくぼむなどの副作用があります。

2018年に発売された**エイベリス（プロスタグランジン製剤）**という比較的新しい目薬にはこのような副作用がほとんどなく、眼圧下降効果もキサラタンなどとほぼ同等です。

白内障手術後には使えませんが、若い人や片目だけ治療を行う人にはよい選択肢になります。

2番目に眼圧を下げる効果が期待できるのは、房水がつくられるのを抑える作用がある「β遮断薬」です。チモプトール、ミケランなどがあります。眼圧を15～20%程度下げる効果が期待できます。徐脈（脈が遅くなる）やぜんそく発作など、全身への副作用がまれに出ることがあります。

そのほかの目薬として、房水の産生を抑えて排出を促す「α_2刺激薬」のアイファガン、房水の排出を促す「ROCK阻害薬」のグラナテック、房水の産生を抑える「炭酸脱水酵素阻害薬」のエイゾプト、トルソプトがあります。

2010年以降、2種類の成分を組み合わせた合剤が登場してきました。たとえば、眼圧を下げる作用がもっとも強いプロスタグランジン製剤と、2番目に強いβ遮断薬を組み合わせた目薬があります。異なる薬理作用を持つ成分の組み合わせなので、眼圧を下げる効果も足し算されて強力になっています。

合剤が登場した現在では、「プロスタグランジン製剤＋β遮断薬の合剤」がもっとも強力な緑内障の目薬です。**まず単剤での治療を行い、それで十分に眼圧が下がらなかった場合に合剤が使われます。**

緑内障のレーザー治療や手術について知っておこう

房水の排出を促したり、房水の通り道をつくったりして眼圧を下げます。

緑内障のレーザー治療や手術には、次のような治療法があります。

隅角光凝固術（選択的レーザー線維柱帯形成術）

隅角にレーザーを当て、フィルターの役目をはたしている線維柱帯の目詰まりを解消し、房水の排出をよくする治療法です。原発開放隅角緑内障で、目薬による治療で眼圧が十分に下がらない場合のほか、点眼薬にアレルギーがあるとか、認知症で点眼管理が行えないという人には積極的に行われる場合があります。

虹彩光凝固術（レーザー虹彩切開術）

虹彩にレーザーで小さな孔をあけ、虹彩の裏側の房水が隅角に流れていきやすくする治療法。閉塞型の緑内障に対して行われる治療です。

線維柱帯切開術（流出路再建術）

目詰まりを起こしているフィルターの線維柱帯を切開し、房水の排出をよくする手術です。眼圧を下げる効果はあまり大きくありませんが、感染症や低眼圧などの副作用はまれです。薬物やレーザー治療でも十分にコントロールされていない初期から中期の緑内障の人に選択される場合が多いです。

線維柱帯切除術（濾過手術）

眼球を形づくっている強膜《きょうまく》に孔をあけ、房水が流れ出る新しい経路をつくる手術です。

隅角以外の排出路ができるため、房水が排出されやすくなり、眼圧を大きく下げる効果が期待できます。緑内障がかなり進行しているとか、眼圧をできるだけ低くする必要がある場合に行います。眼球の外に人工的に房水を排出することで眼圧は下がりますが、下がりすぎたり（低眼圧症）、感染症になったりするリスクがわずかにあります。

白内障手術（水晶体再建術）

加齢にともない厚くなった水晶体は、閉塞隅角緑内障の重要な原因となっています。厚みのある水晶体によって、房水の流れが悪くなっているからです。白内障の手術では、原因となる水晶体をとり除き、代わりに眼内レンズを入れます。厚みのある水晶体に比べて眼内レンズははるかに薄いため、それだけで房水の流れがよくなり、眼圧が低下します。

著しい視力低下や視野障害、失明した場合に受けられるサポートがある

身体障害者手帳や障害年金について、知っておこう。

視覚障害の請求は全盲の状態にならないと申請できないと考えている人も多く、本来受けられる支援やサービスを見逃していることが少なくありません。たとえば、片目視力が0・5程度あったとしても、視野障害の程度によっては視覚障害2級に該当し、医療費が無料になるケースもあります（一定の所得がある場合、無料にならないこともあります）。

請求にあたっては、患者さん自身で要件を満たしていないか、定期的に医師に確認する必要があります。そこで、視覚障害の種類や受けられるサポートを知っておきましょう。

視覚障害は主に**視力障害**と**視野障害**によって決まり、それぞれ検査結果によって障害認定基準が定められています。視力障害にはまったく視力がなく、明暗もわからない「全盲」から、少し視力が残っている場合までさまざまです。視野障害も程度によって重症度が異なります。該当する場合、次のような手当や給付金を受けとることができます。

①身体障害者手帳

障害者の経済的・物理的負担をサポートしてくれる証明書です。もつことで受けられるサービスには、**医療費の助成、税金の減免、公共料金や交通運賃の割引、補装具の交付、障害者雇用枠での就労など**があります。障害があると生活費や医療費の出費がかさむことが多いので、経済的な負担を感じている人には利用価値が高いといえます。

②障害年金

原則、公的年金に加入している人が怪我や病気によって、生活や就労を制限されてしまった場合に受けとることができる年金です。**現役世代であっても年金の加入・納付状況や障害の状態によって、受給できる場合があります。**医師の診療を初めて受けたときに加入していた公的年金により、支給される障害年金の種類が決まります（※）。

③医療保険に加入している人が受けとれる給付金

入院や手術を行った場合、医療保険の入院給付金や手術給付金の対象となります。

視覚障害の認定基準は、2022年に改定されて新しくなっています。新基準では1級～2級の範囲が広がっているので、**従来は2級までに入らなかった人でも、新基準では2級以上に認定される可能性があります。**

※なお、年金法の定める障害年金の基準と身体障害者手帳の基準は異なるため、別々の書類が必要です。

真鍋佑介（まなべ・ゆうすけ）

真鍋眼科・婦人科院長。「近視予防を広めたい」という意思から眼科医を志し、2015年から岐阜大学病院の眼科医として長年分野を問わず疾患の診療をしてきた。後に緑内障専門医として診療と研究に従事する。2021年から真鍋眼科・真鍋婦人科に勤務。なんでも相談できる「かかりつけ医」をモットーとして患者を支えている。2021年2月より、目の予防医学から目薬による保存療法・白内障・緑内障・網膜疾患まで、目に関する情報を配信するYouTubeチャンネル「真鍋眼科」を開始。2024年9月時点でのチャンネル登録者は約16万人となっている。

原稿協力	水城昭彦
本文デザイン	荒井雅美（トモエキコウ）
本文イラスト	坂木浩子（ぽるか）／秋葉あきこ
カバーデザイン	渡邊民人（TYPEFACE）
編集協力	パケット
校正協力	ぷれす

緑内障を悪くしない7つの習慣

著　者　真鍋佑介
発行者　池田士文
印刷所　萩原印刷株式会社
製本所　萩原印刷株式会社
発行所　株式会社池田書店
〒162-0851
東京都新宿区弁天町43番地
電話03-3267-6821（代）
FAX 03-3235-6672

落丁・乱丁はお取り替えいたします。

ISBN 978-4-262-12413-1

[本書内容に関するお問い合わせ]
書名、該当ページを明記の上、郵送、FAX、または当社ホームページお問い合わせフォームからお送りください。なお回答にはお時間がかかる場合がございます。電話によるお問い合わせはお受けしておりません。また本書内容以外のご質問などにもお答えできませんので、あらかじめご了承ください。本書のご感想についても、当社HPフォームよりお寄せください。
[お問い合わせ・ご感想フォーム]
当社ホームページから
https://www.ikedashoten.co.jp/

24000010